L'HYDROTHÉRAPIE

APPLIQUÉE

A LA MÉDECINE DES ANIMAUX

PAR

Paul HARTENSTEIN

VÉTÉRINAIRE.

Sans la science, point d'idées
saines; sans idées saines, point
de pratique habile et heureuse.
JOUFFROY.

PARIS

ASSELIN ET HOUZEAU,

Libraires de la Société centrale de médecine vétérinaire,

PLACE DE L'ÉCOLE-DE-MÉDECINE

1884

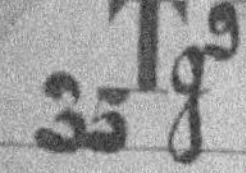

L'HYDROTHÉRAPIE

APPLIQUÉE

A LA MÉDECINE DES ANIMAUX

PAR

Paul HARTENSTEIN

VÉTÉRINAIRE.

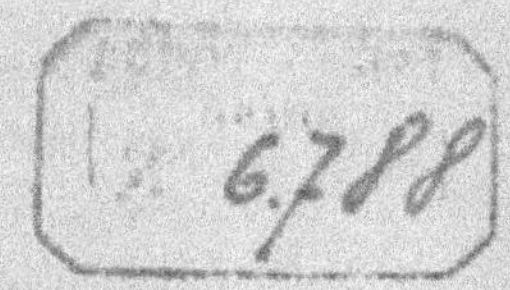

> Sans la science, point d'idées
> saines ; sans idées saines, point
> de pratique habile et heureuse.
>
> JOUFFROY.

PARIS

ASSELIN ET HOUZEAU,

Libraires de la Société centrale de médecine vétérinaire,

PLACE DE L'ÉCOLE-DE-MÉDECINE

1884

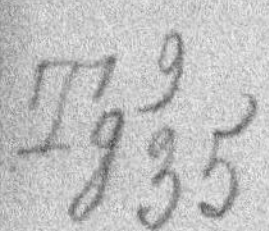

PREFACE

Cet ouvrage est le fruit de dix années d'observations et d'expériences pratiques; il reproduit, tout en les complétant, une série de publications que j'ai adressées aux journaux vétérinaires depuis 1874.

L'hydrothérapie, après avoir joué alternativement dans la médecine de l'homme, depuis Hippocrate jusqu'à nos jours, le rôle d'idole ou celui de victime, n'est entrée dans la pratique vétérinaire que depuis quelque vingt années. A part les observations publiées en France par MM. les professeurs Peuch et Trasbot, par MM. Caussé et Salles, la Bibliothèque vétérinaire ne nous offre pas un seul exemplaire ayant trait à cette méthode si fertile en résultats heureux. Cette pénurie tient évidemment à la rareté des expériences comparatives tentées jusqu'à ce jour. La méthode des irrigations continues appliquée au traitement de certaines maladies chirurgicales avait reçu une vive impulsion à la suite des nombreuses expériences tentées par M. Trasbot, d'Alfort. Il est démontré aujourd'hui que cette méthode, dans beaucoup d'affections chirurgicales, est la seule qui puisse donner un résultat favorable. Mais, si l'hydrothérapie a reçu sa consécration en chirurgie vétérinaire, elle est à peine naissante, lorsqu'il s'agit de son application au traitement des maladies générales. Nul n'ignore la gravité des affections qu'accompagne souvent chez nos grands animaux domestiques l'état physiologique de gestation, et les complications graves qui peuvent survenir au moment de la délivrance. La plupart de nos ouvrages de pathologie vétérinaire se ressentent du milieu où l'auteur a puisé ses inspirations : le côté chirurgical y est traité de main de maître, avec une abondance de procédés toujours meilleurs; les affections que le praticien étudie dans les grandes villes, ont leur large part aussi des libéralités de l'auteur. Mais, se présente-t-il une des nombreuses affections qui font le désespoir des vétérinaires exerçant dans les pays d'élevage, l'on constate chez les mêmes auteurs un laconisme, une pauvreté de détails désespérants. Et le jeune praticien, subitement transplanté du terrain de son école, sur le véritable champ de bataille (celui dont parle Darwin) éprouve en feuilletant ses auteurs favoris, l'immense découragement que doit éprouver le voyageur égaré dans le désert. Il opérera un javart cartilagineux avec dextérité; il fera une magnifique suture entortillée pour réparer momentanément un accroc désastreux à la fesse ou une déchirure de la paupière. Mais, qu'il lui arrive d'avoir à réduire un renversement de l'utérus avec quarante-huit heures de date, ou à traiter un cas de fièvre vitulaire, une congestion intestinale, prenant successivement par métastase la forme d'une métrite aiguë, puis celle d'une fourbure grave, il aura beau saigner, droguer, feuilleter tour à tour Lafosse ou Delafond, il en sera pour ses frais.

Dans le premier cas, on lui conseille naïvement de faire l'impossible, c'est-à-dire de renvoyer par des moyens mécaniques dans une cavité trop étroite pour le contenir, un organe devenu dix fois trop volumineux. Puis, que le rumen se loge comme il pourra. Le vétérinaire n'a-t-il pas dans son arsenal de nombreux pessaires, sans compter le truc sublime de la suture des lèvres de la vulve !

Dans le second cas, c'est pis encore ; des métastases, il ne connaît que le mot : ici comme ailleurs, il est désarmé, abasourdi.

L'élevage des animaux domestiques a pris en France des proportions telles, que le vétérinaire, dans les régions agricoles, est devenu en quelque sorte le gardien d'une grande partie de la fortune publique. Le rôle qu'il joue dans les campagnes est si important, qu'il lui faut un savoir pratique considérable. Il l'acquiert ce savoir avec le temps, s'il est travailleur, s'il est doué du feu sacré. Mais que d'années lui faut-il, pour arriver à ce résultat inestimable ! Ceux-là seuls peuvent juger des mille difficultés qui surgissent à chaque instant dans la vie pratique, qui en ont fait l'essai. Et de quelle utilité serait pour notre art, un vaste répertoire relatant les intéressantes trouvailles des anciens ?

Ce point essentiel de la pratique de notre médecine dans les pays d'élevage ne me semble pas avoir suffisamment fixé l'attention des auteurs. Combien cependant auraient-ils pu glaner d'observations utiles dans les innombrables publications des vétérinaires, s'ils n'avaient préféré sacrifier l'utile à la symétrie. Les maladies sont enrégimentées, classées et traitées sur un plan uniforme et cette régularité qui peut être utile en chirurgie, où le médecin traite un état connu, des lésions mathématiques, devient une gêne considérable pour l'esprit du praticien, lorsqu'il s'agit d'appliquer ce procédé de traitement à une maladie générale.

Il est incontestable que chaque région possède ses formes spéciales de maladies; que l'influence locale, la constitution médicale propre donnent un cachet de gravité ou de bénignité à ces maladies traitées toutes sur un plan uniforme; que tel procédé de traitement donnera ici un résultat immédiat, certain, que là, au contraire, ce résultat sera insuffisant ou nul; qu'un révulsif appliqué au cheval de sang agira plus subitement sur sa peau richement organisée que s'il est appliqué au cheval de trait, sanguin ou lymphatique. Il en est de même du vésicant ou de la saignée.

Par conséquent, plus nous forgerons d'armes nouvelles, et plus il nous sera facile de combattre l'ennemi, c'est-à-dire la maladie.

En créant ce travail sur l'hydrothérapie en médecine vétérinaire, mon but était de remplir cette première indication, c'est-à-dire de livrer aux jeunes praticiens une arme nouvelle, et aux anciens qui s'intéressent encore aux choses nouvelles, cette preuve : que l'horizon des découvertes dans notre médecine est si immense, que c'est une félonie de croire aux maladies incurables.

On ne nous livre pas, comme on le fait vis-à-vis des courageux apôtres de l'hydrothérapie en médecine humaine, *les rebus de l'allopathie*, les malades qui ont subi tour à tour les fantaisies thérapeutiques de tous les spécialistes, les désespérés enfin, auxquels le vétérinaire Priesnitz (1) rendait la force et la vie avec de l'eau, rien que de l'eau, au grand désespoir des Facultés allemandes.

____

(1) Priesnitz, le créateur de l'hydrothérapie, exerçait l'art vétérinaire.

Notre terrain est vierge. Les maladies que nous traitons sont rarement chroniques. Nos malades sont des animaux, c'est-à-dire un capital. Nous pouvons tenter sur eux des expériences qui sembleraient odieuses au médecin de l'homme.

Il m'eût été possible de cueillir dans les nombreux ouvrages créés par les médecins, les éléments d'un volume complet, de m'assimiler le produit des brillantes conceptions d'hommes illustrés, de vernir l'ouvrage en lui donnant un ton factice et de mauvais aloi.

Mais là n'est pas mon but; je veux résumer modestement dans un livre plus modeste encore, une série de pensées et des faits d'une incontestable valeur pratique.

Je répéterai ce que disait M. le professeur Trasbot en 1876, à propos de ses publications *sur l'irrigation continue dans le traitement de quelques affections chirurgicales* : « Il restera dans mon travail beaucoup de lacunes....., je ne doute pas qu'elles seront comblées petit à petit par les observations des praticiens, etc., etc. »

C'est aux leçons pleines de bon sens pratique de ce maître, que je suis du reste redevable de l'idée générale de mon travail. Les cures remarquables que je lui avais vu enregistrer pendant mon séjour à l'École, m'avaient suggéré l'idée d'appliquer le système de l'hydrothérapie au traitement des maladies aiguës de nos grands herbivores, à celles surtout qui sont le résultat des grandes perturbations qu'amène infailliblement l'époque de la gestation.

Il faut, pour le traitement des maladies graves, des agents thérapeutiques puissants, et il n'existe pas, assurément en pharmacie, un médicament dont l'action soit à la fois si active et si variée. Aussi, peut-on appliquer indistinctement l'hydriatie au traitement des plaies simples, des caries, des nécroses, des fêlures, des fractures, des maladies articulaires, des congestions graves, des renversements de l'utérus, de la fièvre vitulaire, des paralysies, de la gale, voire même du cœnure, etc., etc.

Mais, il ne suffit pas d'inonder à tout hasard, et d'une manière empirique, l'organe affecté ou le malade lui-même :

Le médecin doit ici *plus qu'ailleurs* connaître la nature intime de la maladie qu'il se propose de traiter, les phénomènes qu'elle présente, la date de son existence et le résultat qu'il se propose d'obtenir.

L'hydrothérapie embrasse dans sa philosophie une foule de connaissances ; aussi, est-elle alternativement tributaire de toutes les sciences liées à la médecine. Sa condition d'existence comme science positive, est absolument subordonnée aux immenses découvertes des Dumas, des Boussingault, des Claude Bernard, des Colin, des Trousseau, des Pidoux et d'une infinité d'autres encore.

Habilement maniée, cette méthode donne des résultats si remarquables, que nul ne pourrait encore lui assigner une limite. Aussi, possède-t-elle à côté du clan des critiques quelquefois intègres et utiles comme Boyer, quelquefois désolants de légèreté, comme le D\' Foy, un nombre infini d'enthousiastes dans tous les degrés de l'échelle scientifique. Je m'inscris au dernier échelon.

L'HYDROTHÉRAPIE

A LA MÉDECINE DES ANIMAUX

INTRODUCTION.

Ce n'est pas sans une certaine hésitation que nous livrons notre prose aux disciples de Gutenberg. Les questions scientifiques ont rarement le privilège d'émouvoir les masses et souvent les découvertes les plus précieuses dorment d'un long sommeil avant d'entrer dans le domaine des faits acquis.

Quelquefois un opuscule tout poudreux, dont les pages encore vierges sont devenues vieilles filles, nous tombe entre les mains; par désœuvrement nous déflorons l'abandonné et nous sommes surpris d'y cueillir une série d'observations intéressantes.

L'idée d'appliquer l'essence de térébenthine au traitement du tétanos chez le cheval m'est venue de cette source là : une histoire lue dans les Archives sur un empirique qui administrait à son malade un demi-litre de ce médicament; quelques essais tentés dans le même but en administrant des doses moindres coup sur coup et j'acquérais la certitude expérimentale que ce procédé essentiellement vétérinaire était une découverte de la plus haute

H.

1

importance. J'ai la conviction que tôt ou tard la médecine humaine s'en emparera, en la démarquant toutefois pour lui enlever son arome originel. Que d'années faudra-t-il pour que l'idée fasse son chemin? Je l'ignore.

Malgré mon ardent désir de voir l'enfant adoptif croître sous mes yeux, j'ai la conviction qu'il n'est pas prêt d'atteindre l'âge de puberté. Notre siècle regorge d'inventeurs plus ou moins convaincus, aussi n'est-il pas étonnant qu'alors que le coup de ciseaux de tel ou tel faiseur en renom se répand en peu de temps sur les deux hémisphères, l'invention médicale subisse fatalement sa quarantaine devant l'indifférence générale, l'ignorance ou la vieille *routine*.

A moins cependant que l'inventeur médecin s'avise de quitter les hautes sphères du désintéressement pour se noyer dans l'épicerie des spécialités à principes secrets. Le Liebig, la Revalescière ont valu des millions à leurs inventeurs, de même que les bonbons dorés de tel ou tel faiseur. Un élixir anti-tétanique adroitement lancé eût peut-être produit le même résultat. La découverte présentée sous le costume de dame Vérité simplement, reste une non-valeur en attendant.

D'où vient ce scepticisme commun à la fois aux grands prêtres de notre art et aux plus obscurs praticiens, lorsqu'il s'agit d'ajouter foi à une découverte? Simplement de cette vieille routine qui nous porte à faire toujours la même chose.

Quelquefois aussi, nous nous sommes connus si petits que notre esprit se refuse à admettre l'évolution intellectuelle marchant de pair avec le développement physique. Nos hommes illustres ont dû cependant dans leur jeune âge user leurs culottes sur les bancs de l'école, coudoyant ceux que le sort a classés parmi les humbles.

Souvent aussi, cette difficulté d'implanter une méthode

dans les esprits ou dans les habitudes tient à un autre ordre de causes, je veux parler de la manie des spécialités.

Au train dont ils marchent, les disciples d'Hippocrate verront sous peu d'années leur art réduit à feuilleter tel catalogue de droguiste après chaque diagnostic et à ordonner l'anti-névralgique, l'anti-goutteux ou un anti-quelconque approprié à la circonstance. Le malade s'en tirera comme il pourra.

L'art chôme, mais les spécialistes font fortune, et c'est une question à considérer dans le siècle où nous vivons!

Ce commerce inqualifiable où se débat vainement l'art pur est à peine naissant en vétérinaire. Peut-être même ai-je tort jusqu'à un certain point de critiquer le scepticisme de nos maîtres dans l'art vétérinaire. Mais, il y a lieu toutefois de croire à quelque exception, sous peine de mettre une barrière au progrès, quand surtout la découverte est présentée *nue.*

Je citerai encore une preuve de l'inconvénient qui se rattache à ce manque de foi. Il s'agit du traitement de la fièvre vitulaire par les douches d'eau froide. (Je démontrerai dans le cours de ce travail que la fièvre vitulaire n'est autre que la fièvre puerpérale de la femme).

Le fait de guérir une maladie réputée incurable par un procédé tout rustique semble si extravagant à beaucoup de praticiens que la plupart d'entre eux ne croient pas de prime abord à son efficacité et n'en font même pas l'essai. Lorsque la routine antédiluvienne a tracé dans leur cerveau en caractères ineffaçables cette idée: *la fièvre vitulaire est incurable*, allez donc convaincre ces praticiens couverts de brisques et leur dire qu'ils auraient ressuscité les 8/10 de leurs malades en les inondant d'eau froide ! Ils vous répondront invariablement *ex nihilo nihil*, et l'eau n'est rien, puisqu'elle ne se vend pas en flacons brevetés.

Le vétérinaire Priesnitz fut le créateur du premier établissement d'hydrothérapie en Europe, celui de Graefenberg. Quoi qu'en disent certains médecins qui ne jugent d'un homme que sur la valeur plus ou moins réelle d'un titre de faculté, Priesnitz n'était pas absolument un ignorant par ce seul fait que ne possédant aucun parchemin on peut lui attribuer le titre d'empirique. La médecine n'est-elle pas fille de l'empirisme, et parmi les plus curieuses découvertes médicales, ne sommes-nous pas obligés d'en inscrire les neuf dixièmes à l'avoir de cette méthode, tandis que les plus ingénieuses théories restent inféconds !

M. le docteur Schedel, qui a étudié Priesnitz et son établissement de Graefenberg, s'exprime ainsi à cet égard : « Les transpirations forcées étaient employées depuis un temps immémorial dans le pays comme remède populaire jouissant d'une grande efficacité dépurative. Cette croyance dans l'expulsion des humeurs peccantes pour les sueurs forcées est en quelque sorte gravée dans l'esprit des populations slaves, parmi lesquelles comptent celles de Graefenberg et des environs. Les Russes et les Polonais comprennent à merveille l'idiome de ces contrées. Le nom de Priesnitz indique son origine slave ; aussi, en s'empressant d'adjoindre l'usage des sueurs forcées à celui de l'eau froide qui lui rendait tant de services, il ne faisait qu'obéir à la doctrine humorale de la population, et lorsqu'après avoir provoqué des sueurs abondantes il plongeait ses malades dans le grand bain froid, il ne faisait que suivre les coutumes populaires. La réunion bizarre de tous ces procédés perd donc beaucoup de sa singularité, si l'on réfléchit qu'une vague idée des vertus de l'eau froide régnait depuis longtemps dans la Silésie dont la capitale Breslaw avait été arrachée par ce remède aux horreurs de l'épidémie (1).

(1) Examen clinique de l'hydrothérapie. Dr Schedel, 1845.

Et, comme le fait remarquer à juste titre le docteur
Paul Vidart : Priesnitz ne créa pas sa méthode en un
jour ; il procéda avec la plus grande circonspection, pour
ainsi dire par voie d'analyse à l'application de ses divers
procédés. Il est un fait digne de remarque, c'est qu'il ne
s'est jamais écarté des idées théoriques que son jugement
et sa raison lui avaient présentées comme étant les plus
légitimes ; nous voulons parler de la doctrine humorale qui
constituait la base fondamentale de sa méthode.

Ce retour vers l'humorisme, critiqué énergiquement
comme le produit monstrueux des erreurs d'un autre âge
réveilla en Allemagne de vieilles rancunes scolastiques.
L'école de l'organisme absolu, qui depuis Brown et Mor-
gagny pense avoir découvert avec le scalpel et le microscope les plus mystérieux secrets de la nature, repoussa
elle-même avec le plus orgueilleux dédain ces prétentions
surannées et condamna sans pitié l'œuvre de Priesnitz.
Peu à peu cependant, des résultats positifs se montrèrent
au grand jour ; on dédaigna moins d'observer, on se rap-
procha de Graefenberg, on fut témoin de divers phénomènes critiques conséquence de la médication, qui bou-
leversèrent certaines idées préconçues ; les uns virent le
doute naître dans leur esprit, d'autres moins systémati-
ques modifièrent plus profondément leurs convictions et
une de nos autorités médicales, après avoir vu Priesnitz
à l'œuvre, ne craignit pas de s'exprimer ainsi : « Le doute
n'est plus permis, les crises existent ; nous réservons le
mot crises pour désigner les accidents qui surviennent
dans le cours des maladies aiguës ou chroniques, produites par un miasme ou un agent médicamenteux pris en
excès : *c'est l'expulsion hors de l'organisme d'un agent délétère* (1). »

____

(1) Scoutteten. De l'hydrothérapie.

Ce fut M. Jeoffroy, médecin des armées, qui, de retour de Graefenberg, où sa santé l'avait conduit, fonda en 1841 l'établissement de Pont-à-Mousson (Meurthe). Malgré le rapport critique et accablant du docteur Roche (1840) à l'Académie, les malades affluèrent et les cures firent tant de bruit que Nancy et Lyon imitèrent l'exemple. L'Angleterre nous avait déjà devancés dans cette voie avec Vright et Currie. Puis parurent successivement un grand nombre d'ouvrages spéciaux, parmi lesquels celui de Scoutteten qui est un véritable chef d'œuvre ; une série d'opuscules dans lesquels les médecins, directeurs d'établissements accumulaient les faits pratiques, les cures merveilleuses, qui mettaient souvent en défaut les théoriciens les plus sagaces, les micrographes les plus fervents.

Malgré les critiques des savants les plus autorisés, qui puisaient leurs arguments dans les excès mêmes commis par les apôtres de l'hydrothérapie, laissant précieusement de côté la partie rationnelle et indiscutable, la sublime méthode est aujourd'hui greffée sur la pharmacopathie comme une pousse vigoureuse sur un tronc rabougri.

Qu'est-elle en médecine vétérinaire? Peu de chose. Elle joue le rôle d'*adjuvant* dans quelques cas chirurgicaux.

Quel est son avenir? Il est immense, indéfini.

DE L'EAU FROIDE

L'eau froide est presque une panacée pour le vétérinaire des campagnes qui sait l'utiliser d'une manière rationnelle. Son emploi permet dans la plupart des cas de supprimer tout un arsenal de drogues à formules surannées avec lesquelles notre esprit se brouille à la longue. L'hydrothérapie cependant est loin de nous ramener aux étroites conceptions de l'empirisme; elle demande au contraire une connaissance parfaite des grandes lois de la physique, de la chimie et des phénomènes de physiologie pathologique qui engendrent l'état de maladie. Avant d'appliquer un médicament simple au traitement de la fourbure, de la paralysie ou de la fièvre vitulaire, le praticien doit être fixé sur le résultat probable qu'il obtiendra. Si à chaque essai nouveau qu'il fait de sa méthode son esprit ne lui rappelle pas le pourquoi thérapeutique ou le comment, ce souvenir lui apparaît en bloc, qu'il emploie les douches d'eau froide ou les granules d'arséniate de strychnine.

Quoique depuis la fondation de l'art vétérinaire, l'eau ait été appliquée au traitement d'un certain nombre d'affections chez l'animal, je doute qu'il soit jamais venu à l'esprit d'aucun auteur d'ériger l'hydrothérapie en système, c'est-à-dire d'établir les bases de cette science. Est-ce la crainte de simplifier l'édifice thérapeutique ou le défaut d'expériences comparatives? Alors que la thérapeutique vétérinaire est calquée sur celle de la médecine humaine, que nos auteurs ont puisé à pleines mains dans toutes les sciences qui s'y rattachent directement ou indirectement pour édifier leurs immenses travaux, pourquoi ont-ils négligé les œuvres importantes de cette puissante branche de la médecine: l'hydrothérapie? C'est que cette dernière science, dont les principes datent de la création de l'homme, n'est devenue elle-même une méthode que depuis Priesnitz (1828), qu'elle ne s'est que fort peu occupée des maladies aiguës, dirigeant tous ses efforts vers le traitement des affections chroniques, des rebus de l'allopathie.

Or, dans la médecine des animaux, les affections chroniques sont relativement rares. La goutte est inconnue chez nos grands herbivores. Le cheval ou le bœuf qu'une affection rhumatismale rend impropre au service est impitoyablement sacrifié. Les frais, enfin, qu'entraîne fatalement la médication propre aux maladies chroniques sont si considérables que, lorsqu'il s'agit de les faire entrer en ligne de compte avec la valeur des sujets, il est toujours préférable de recourir au dernier moyen, l'abatage en vue de la boucherie.

Voilà les causes auxquelles il faut attribuer l'absence de méthode hydrothérapique dans notre médecine. D'une part, le peu de valeur relative des sujets et le défaut d'une œuvre de médecine humaine qui ait pu servir de point de repère; d'autre part, la rareté des affections chroniques chez les espèces animales, et c'est une preuve à ajouter à tant d'autres pour en attribuer les causes aux excès de toute nature.

A vrai dire, dans ces derniers temps, quelques maîtres posèrent les premiers jalons de l'hydrothérapie sur le terrain chirurgical. Mais, si leur audace fut modérée, ils n'en possèdent pas moins le droit à l'honneur. La méthode des irrigations continues appliquée au traitement des maladies chirurgicales est aujourd'hui si bien connue que je ne relaterai que pour mémoire les travaux des maîtres en cet art.

Quels sont les effets thérapeutiques de l'hydrothérapie? Ils peuvent se résumer en quelques mots : elle met en jeu les forces médicatrices de la nature. Or, toute maladie est le combat de la nature contre une cause morbifique; elle est le résultat de deux actions distinctes, savoir: d'une action morbide produite par une cause morbifique et constituant une affection, d'une action médicatrice organisée pour la force vitale médicatrice et formant une réaction.

L'eau froide appliquée sur un tissu animal vivant agit : 1° *par sa température*, en absorbant son calorique ou en en produisant suivant les circonstances.

Voyons ce que disent à ce sujet messieurs les savants : *L'eau froide est le sédatif par excellence*, dit Broussais.

Le calorique soustrait ou le froid est le type des sédatifs.

L'affusion froide peut ramener l'équilibre et l'harmonie de la fonction pathologique (Trousseau et Pidoux).

Pour Tissot au contraire : *Le froid est stimulant*. Les expériences du docteur Bégin expliquent ces contradictions apparentes et forment la clef de voûte de tout l'édifice hydrothérapique.

C'était en 1819, par conséquent longtemps avant qu'il fût question de Priesnitz. Bégin prit dans la Moselle neuf bains, le thermomètre marquant 2 à 6° Réaumur. « A l'instant même où l'on se précipite dans l'eau, dit-il, on éprouve une vive sensation de refoulement des liquides dans les grandes cavités et spécialement dans le thorax ; la respiration est haletante, entrecoupée, très rapide ; il semble qu'incessamment elle ne pourra plus s'exécuter ; la peau est pâle, le pouls concentré, petit, profond et dur, tous les tissus sont rigides ; on ne tremble pas, mais il existe un spasme universel avec lequel se concilie à peine la régularité du mouvement. Après deux ou trois minutes au plus, le calme renaît et succède à cet état presque insupportable ; la respiration s'agrandit, le thorax se dilate, les mouvements sont devenus libres et faciles, la chaleur se répand sur la peau, toutes les actions musculaires sont vives, légères et assurées ; on croit sentir que les téguments et les aponévroses sont appliqués avec plus de force sur les muscles et que ceux-ci, mieux soutenus, agissent avec plus de précision, plus de force, plus d'énergie que dans l'état naturel ; bientôt une vive rougeur couvre la surface du corps ; une sensation très agréable de chaleur se répand sur la peau ; il semble qu'on nage dans un liquide à trente ou trente-six dégrés de chaleur ; le corps semble vouloir s'épanouir afin de multiplier les surfaces de contact ; le pouls est plein, grand, fort, régulier ; peu de sensations sont aussi délicieuses que celles qu'on éprouve en ce moment : tous les ressorts de la machine animée ont acquis plus de souplesse, de vigueur et de fermeté qu'ils n'en avaient précédemment; les membres fendent avec facilité le liquide qui ne leur offre plus aucune résistance; on se meut sans effort, avec vivacité et surtout avec une légèreté inconcevable.

Cette sensation ou plutôt cet état dure quinze ou vingt minutes; le bien-être diminue ensuite graduellement et bientôt le froid se fait ressentir. Alors, si l'on ne s'empresse de sortir de l'eau, un frisson et bientôt un tremblement général s'emparent de la machine : les mouvements deviennent si pénibles que certaines personnes courraient le danger de se noyer, surtout lorsque le bain se prend dans un fleuve profond. Il ne faut donc jamais attendre le renouvellement complet du froid et la chute entière de la réaction. »

Ainsi, le premier effet de l'eau froide est stimulant au possible, irritant même. « *Il faudrait, disent Fournier et Bégin, que le sujet touchât au dernier terme de la débilité vitale pour que cette réaction n'eût pas lieu.* » (Voir la description du traitement de la fièvre vitulaire, 1879).

Il se traduit par une soustraction de calorique, le resserrement de la peau, la rigidité des tissus. Le deuxième effet se traduit pour la chaleur, le retour du fluide sanguin à la périphérie, un sentiment de force et une grande agilité musculaire. Le troisième effet, enfin, est une réaction graduelle qui se traduit par la sédation, le refroidissement général, la faiblesse.

Par sa seule température, l'eau froide peut donc être déjà appliquée à une infinité de cas morbides.

Les faits que je viens de citer à ce sujet nous permettent de prime abord, d'appliquer l'hydrothérapie indistinctement sur un organe *engourdi, paralysé*, dans le but de stimuler le système nerveux et sanguin, pour arriver enfin à l'équilibre, l'harmonie de la fonction pathologique, ou sur toute région contuse, atteinte d'inflammation. Ceci semble paradoxal et ressort clairement cependant de l'expérience de Bégin.

De même que vous pouvez souffler l'air chaud ou froid, vous possédez la faculté de calmer une inflammation en diminuant la température de la région malade par des douches continues ou de ramener la chaleur normale, la vitalité dans une région engourdie par le froid.

Nul n'ignore, en effet, que le bon moyen d'éviter l'onglée en hiver consiste à laver ses mains dans l'eau froide pendant quelques instants ou dans la neige.

Existe-t-il dans l'arsenal pharmaceutique un seul médicament qui nous offre ces avantages? Évidemment non.

Or, la majeure partie des maladies dérivant d'un état inflammatoire ou congestionnel, l'eau froide, est et sera toujours la meilleure des armes dans les cas où nous pourrons *sans danger et directement* l'appliquer sur l'organe menacé.

L'hydrothérapie, en ce qui concerne ce premier principe, n'est donc autre chose que la sœur aînée de la dosimétrie. Le principe même de la médecine Burgraveenne repose sur des bases inébranlables de logique. Son application, malheureusement, est sans résultats dans beaucoup de cas lorsqu'il s'agit du traitement des maladies chez l'animal, par cette cause majeure que l'effet est directement *dépendant* de l'absorption et que cette dernière fonction dans les cas graves se trouve *enrayée*.

Je cite un exemple entre cent autres: Qu'un cheval se trouve atteint d'indigestion gazeuse, provoquée par l'atonie de l'intestin ou l'une de ces causes inconnues, difficiles à déterminer (1). Les fluides de l'intestin, après avoir pro-

(1) Dans certaines autopsies faites à l'époque où j'ignorais les principes de l'hydrothérapie, j'ai constaté chez deux poulains les altéra-

voqué la dilatation outrée des organes qui les contiennent ont continué leur œuvre en paralysant l'action du système nerveux gastro-intestinal. Tout phénomène d'absorption cesse dès l'instant. Les médicaments, quels qu'ils soient, hâteront plus tôt la catastrophe.

Quel effet pouvez-vous obtenir, même avec des granules à principes violents? Évidemment aucun. Et j'en parle par expérience.

La maladie, devenue fatalement incurable par les procédés ordinaires, cédera cependant devant l'hydrothérapie : il suffira d'appliquer sans retard des douches d'eau froide, sur les reins, sur les flancs ballonnés du malade; à l'intérieur quelques litres d'eau légèrement salée, quelques lavements d'eau fraîche, pour voir petit à petit les symptômes graves disparaître. L'animal reprendra son facies normal, les gaz seront expulsés ou réduits par condensation et la digestion deviendra régulière.

Cette expérience, que j'ai eu l'occasion de renouveler maintes fois, est probante.

L'action de l'eau froide s'explique ici par l'effet de sa température, agissant graduellement de la surface cutanée vers les parties profondes ; par la condensation des gaz et la diminution de tension du tissu musculaire intestinal ; enfin par l'absorption de l'eau qui s'effectue extérieurement alors qu'elle est devenue impossible par les voies intestinales et son mélange avec le sang dont elle tempère l'action anesthésique, stupéfiante ou toxique.

Un deuxième effet ressort de l'action de l'eau froide agissant par sa température.

Les découvertes de nos savants démontrent la formation *spontanée ou non* de certains groupes d'infiniment petits qui sont comme le cachet de certaines maladies, qu'ils en

tions des glandes de Peyer que l'on attribue communément à la fièvre typhoïde.

soient la cause ou l'effet. (Je n'entrerai pas, dans la crainte de m'y égarer, dans la savante discussion qui plaça les Pasteur et les Pouchet au premier rang de la science expérimentale.)

La condition d'existence de ces organismes est fatalement subordonnée à une température maxima-minima. Dès l'instant qu'il nous est possible de soumettre une région du sujet malade, voire même le sujet tout entier, à un refroidissement conciliable avec son existence, nous détruisons, par abaissement de température, le microbe qui est éliminé par les grandes voies d'excrétion et la maladie cesse avec la cause qui l'a produite.

Bien longtemps avant la découverte des médecins de Lyon, les praticiens vétérinaires guérissaient la typhose, l'influenza par les douches d'eau fraîche appliquées sur le cerveau. Ils faisaient, il est vrai, de la médecine de symptômes, l'ennemi étant encore inconnu, mais ils n'en réussissaient pas moins.

Prenons un exemple surprenant et tangible de l'effet du refroidissement subit sur les organismes en voie de pullulation et, au lieu de le choisir dans les liquides de l'animal, considérons le vin de raisin soumis à la fermentation acétique. Il suffit d'introduire subitement, dans un tonneau contenant du vin en fermentation acétique, une certaine quantité d'eau glaciale pour détruire instantanément les phénomènes de la fermentation. Les acéti meurent subitement au contact d'un liquide à basse température. Cet effet est si considérable qu'il semble même avoir rendu momentanément impossible toute fermentation nouvelle, que l'on ajoute du vin à la masse ou qu'on élève de nouveau sa température. Les vignerons appellent cela : *tuer la mère à vinaigre.*

Ce phénomène, que je cite pour rendre les faits plus palpables, se reproduit exactement dans certains cas de maladies épidémiques ou infectieuses. J'en citerai des exemples frappants dans la deuxième partie de cet ouvrage.

A côté du microbe existe le *parasite animal ou végétal*. L'hydrothérapie est souvent encore la seule arme qui nous permette de nous débarrasser à jamais de cet ennemi.

Je démontrerai péremptoirement que la gale symbiotique, qui souvent résiste même aux caustiques violents, disparaît avec l'irrigation.....

Après avoir considéré pendant longtemps mes expériences sur le traitement de la gale par l'irrigation, comme un fait nouveau, j'ai dû reconnaître avec certain savant que la plupart de nos découvertes sont plutôt la restauration des idées du passé.

L'histoire ancienne nous apprend, en effet, *que les Hébreux traitaient la gale et la lèpre par les affusions d'eau froide*.

Mais un fait absolument nouveau et que je suis heureux de citer dans le corps de ce travail, fait qui démontre victorieusement les effets incomparables de l'hydrothérapie, c'est la guérison du tournis, la résorption de l'hydatide du cerveau chez le mouton et le cheval par l'application du froid.

L'eau, enfin, considérée au point de vue de son absorption par la surface cutanée, joue encore le rôle d'un modificateur puissant et inoffensif à la fois, d'un diurétique de premier ordre.

La peau, suivant Raspail, « n'est qu'une vaste branchie qui fonctionne à l'instar du poumon, la peau transpire et respire »; j'ajouterai *qu'elle absorbe l'eau* sous certaines conditions déterminées.

Ce qui m'étonne singulièrement, c'est le peu de cas que font les auteurs en hydrothérapie de ce fait si important.

Si Bégin, au lieu de faire ses expériences de Metz en

hiver, les eût faites en été, il aurait pu ajouter les données suivantes que je certifie exactes pour édifier certain ami médecin qui me soutenait vivement que pendant le bain la peau n'absorbait pas, ce qui me porterait à croire, vu le silence prudent de MM. les hydropathes à ce sujet, qu'ils partagent cet avis.

Mes expériences sont absolument personnelles, elles ont été faites en 1876-1877-1878, alors que je m'occupais déjà fortement d'hydrothérapeutique (Etang de Cerni) (Ardennes).

L'étang étant bordé de roseaux, j'entrais à l'eau pour me livrer au plaisir de la pêche, jusqu'au niveau environ de l'ombilic, et là, sans faire beaucoup de mouvements, variant de place de temps à autre, je passais paisiblement une fois au moins par semaine, pendant les mois de juillet et août, mes après-midi, de 1 heure à 6 ou 7 heures du soir. L'eau était tiède, l'impression agréable jusque vers la soirée, époque à laquelle j'éprouvais des frissons qui m'obligeaient à me retirer. J'étais d'ailleurs costumé.

Voici mes impressions au point de vue des fonctions de la peau et des reins :

Après cinq minutes généralement, j'éprouvais le besoin d'une émission d'urine, plus ou moins considérable, suivant l'état de réplétion de la vessie. Cette émission était évidemment le résultat de la transition brusque de température, du resserrement des capillaires de la peau et de l'afflux sanguin vers les organes internes, particulièrement vers l'appareil rénal. Puis, survenait une période de calme vers l'organe, dont la durée maxima était d'environ trente minutes.

A partir de ce moment qui correspond sans doute à la période d'épanouissement de la surface cutanée que cite Bégin, les émissions d'urine se succédaient régulièrement de quart d'heure en quart d'heure. Je ne crains pas d'exagérer en affirmant que la quantité moyenne d'urine produite pendant une heure était au minimum d'un litre. Je ne buvais pas, ou à peine et rarement, un peu de vin, n'étant d'ailleurs jamais altéré.

Or, est-il possible d'admettre que les liquides de l'organisme eussent pu fournir (*à eux seuls*) la quantité énorme de cinq litres d'urine, sans compter la quantité notable d'évaporation cutanée produite par la surface émergeante chauffée elle-même par le soleil d'été ? L'impression première de froid avait, du reste, complètement disparu et la réaction n'avait pas tardé à se produire.

Comment traduire les causes de cette émission exagérée d'urine, si ce n'est par une faculté spéciale d'absorption dont serait douée la peau sous certaines conditions, celle surtout *de la longue durée du bain.*

Voilà un fait.

J'en citerai un autre analogue sur les sujets de l'espèce animale :

Pendant le cours du traitement hydriatique de la maladie vitulaire chez la vache, l'émission de l'urine est si considérable, que j'ai maintes fois évalué à 30 litres la quantité d'urine que l'animal rejette en 24 heures.

Tous les propriétaires chez lesquels j'ai eu l'occasion de traiter cette maladie m'ont fait la même réflexion au sujet de l'émission anormale d'urine, que je considère toujours comme un phénomène critique du meilleur aloi.

Cette hypersécrétion se traduit même sur les mamelles. Chez le premier sujet traité de la fièvre vitulaire par mon procédé, l'on avait déjà constaté ce fait étrange d'une lactation anormale. Mon travail sur la fièvre vitulaire (1880) relate cette observation faite par le propriétaire, M. Tiercelet de Prez, d'une vache à laquelle, dans ce cas désespéré, on avait infligé pendant toute une nuit des douches froides sur la ligne dorsale et le front, et qui, guérie après douze heures d'hydrothérapie, avait donné 10 litres de lait (1).

Depuis cette époque j'ai constaté que le fait était un phénomène, une vérité physiologique constants. Cette sécrétion lactée est bien le résultat de l'absorption de l'eau par la surface cutanée; il suffit de goûter ce lait pour constater qu'il est aqueux au possible, sans goût.

L'eau agit ici à la manière d'un courant d'air sur un brasier qui menace de s'éteindre : tous les rouages de la machine animale se trouvent mis en mouvement par le simple fait de l'irrigation et le travail, *automatique* dans son début, devient physiologique lorsque les éléments impurs contenus dans la masse sanguine ont été éliminés. La moelle épinière de même que le cerveau qui, dans l'état de maladie, ne semblaient plus présider aux grandes fonctions de la vie animale, rentrent, petit à petit, dans leur rôle pour ne plus le quitter à certain moment. Il suffit de suivre avec attention les diverses phases que présente le traitement de la fièvre vitulaire pour se convaincre de ces faits : Au début de la maladie, l'animal est *inerte*, les centres nerveux semblent absents comme dans l'asphyxie. Les premières douches produisent l'effet d'une décharge électrique; l'animal *annihilé* s'éveille, cherche à se relever, puis retombe dans le coma, dont il ne sortira que lorsque son sang, chargé de la quantité énorme d'urée que lui a fournie la matrice après le part, en sera débarrassé.

Les expériences des savants nous ont démontré, en effet, que si *l'urée est insoluble*, elle peut néanmoins se transformer en *acide urique soluble*; que le plus puissant modificateur chimique est l'eau qui s'imprègne pendant

(1) Traité théorique et pratique sur la fièvre vitulaire, 1879. (Hartenstein.)

l'absorption des éléments nécessaires à cette combinaison.

Est-il étonnant, au simple énoncé de ces résultats presque merveilleux de l'eau employée en médecine, que l'hydrothérapie ait subi tant de controverses, qu'elle compte enfin parmi ses apôtres, tant d'hommes illustres, comme aussi parmi ses détracteurs ?

Le professeur Boyer, parmi ces derniers, juge la question avec une profondeur de vues vraiment supérieure.

Voici à ce sujet un extrait de l'excellente appréciation du Dʳ Gillebert d'Hercourt :

« Après avoir prouvé jusqu'à l'évidence que, sous les noms de psychrothérapie, de psychrolurie, l'hydrosudothérapie avait été connue des anciens et que depuis elle fut, à différentes époques, mise en pratique par des auteurs très recommandables, il distingue deux espèces d'hydrothérapie, l'une excentrique, l'autre rationnelle. C'est à la première que s'adressent particulièrement ses critiques ; c'est en elle qu'il poursuit et flagelle ce honteux industrialisme qui a voulu transformer l'eau en panacée. Elle a une partie commune avec l'hydrothérapie rationnelle, dit-il, page 57, c'est à celle-ci qu'elle doit ses succès ; elle a une partie distincte, c'est l'origine de ses revers.

« La psychrothérapie rationnelle se montre tour à tour antiphlogistique, évacuante, sudothérapique, tonique, même perturbatrice, et cependant, en mettant en œuvre toutes ces ressources, elle ne se regarde point comme privilégiée.

« Le procédé rationnel dit « *quelquefois* », le procédé excentrique dit « *toujours*. » . . . .

« En homme habile, le professeur Boyer a bientôt fait la part du bien et du mal ; alors il montre au doigt l'excentricité, il stigmatise les coupables manœuvres du charlatanisme et il proclame que l'hydrothérapie rationnelle doit rentrer dans le domaine de la saine thérapeutique, dont un injuste oubli n'aurait jamais dû la bannir » (1).

L'observation des faits, les expériences journalières ne nous laissent aucun doute sur la nature des effets produits par l'eau sur l'organisme animal. C'est, mû par cette conviction, que j'ai entrepris successivement le traitement de maladies considérées jusqu'ici comme à peu près incurables, ayant toujours pour guide la logique et pour appui, la volonté.

L'idée n'a certes pas germé dans mon cerveau d'une méthode hydrothérapique excluant toute autre ; je ne songe nullement à incinérer le codex que je vénère comme l'on vénère un meuble d'aïeux.

L'art de guérir les maladies est complexe au possible. Le médecin enregistrera d'autant plus de succès que son aptitude, son intelligence spéciale lui offriront plus de ressources ; celui-là est indigne de son art, qui se contente d'imiter servilement ses prédécesseurs.

Si notre siècle marche à fond de train dans la voie des découvertes, si nous guérissons des affections considérées comme incurables depuis la création de l'homme ; si, enfin, nous jouissons de l'immunité contre certaines autres maladies, c'est que nos savants, doués d'une trempe d'esprit admirable ont brisé la gangue qui entourait l'art ancien, et qu'avec cette prescience qui est comme une faculté spéciale des hommes supérieurs, ils ont innové, pensé, cherché, laissant finalement à notre génération surprise le fruit de leurs travaux merveilleux.

Si certains malheureusement, en cherchant à franchir la barrière de la routine et de l'ignorance, sont tombés

____

(1) Observation sur l'hydrothérapie. Dr Gillebert d'Hercourt, 1845.

dans le vide, d'autres se sont élevés dans les nues. Véritable loterie du travail, la science pénible des découvertes réserve aux uns des lots quelquefois trop modestes, aux autres les récompenses suprêmes, à tous la reconnaissance des générations présentes et futures.

PREMIÈRE PARTIE

CHAPITRE PREMIER

CONSIDÉRATIONS GÉNÉRALES SUR LES PROCÉDÉS PRATI-
QUES DE L'HYDROTHÉRAPIE DANS LA MÉDECINE DES
ANIMAUX.

En règle générale, ces procédés sont des plus simples.
S'il est possible de prévoir la fondation dans les grandes
villes, à Paris surtout, d'établissements d'hydrothérapie
spécialement destinés à la médecine des animaux, cet
espoir serait une illusion dans les petites villes, ou dans
les campagnes.

D'ailleurs, le vétérinaire n'a que faire des étuves sèches
et humides, des douches en colonne, en pluie ou en pous-
sière.

Pour lui, toute l'hydrothérapie se résume en quelques
points : 1° l'irrigation continue à l'eau froide ou chaude ;
2° l'application de toiles fréquemment imbibées d'eau
froide ; 3° les lavements froids ou tièdes dans la matrice
ou le rectum ; 4° l'ingestion d'eau froide légèrement salée
ou alcoolisée.

L'application de ces différents procédés n'exige qu'un
matériel simple, même primitif, consistant en tubes de
caoutchouc ayant 1 centimètre de diamètre avec une lon-

gueur variable suivant les cas. Quelques raccords simples ou doubles en cuivre ; une prise d'eau ou un tonneau que l'on comble à mesure qu'il se vide ; des serviettes ou des draps.

Tous ces éléments, à part le tube de caoutchouc et les raccords en cuivre, se trouvent partout, à la campagne comme à la ville.

Pour le traitement des plaies, des maux de garrot ou d'encolure, des blessures accidentelles, caries osseuses ou nécroses, le praticien peut toujours installer dans le rate-lier du malade un tonneau muni d'un robinet auquel il adapte le tube de caoutchouc. S'il s'agit d'un cas de four-bure, le tube arrivant au garrot se divise en deux au moyen du raccord à trois branches que l'on fixe à cheval sur cette région, de manière à ce que les deux divisions fixées aux branches descendantes viennent affleurer aux boulets des membres antérieurs. A ce point le tube, préalablement percé de distance en distance au moyen d'une aiguille à tricoter portée au rouge, vient s'enrouler autour du mem-bre où on le fixe, en lui laissant assez de jeu pour per-mettre au malade de se déplacer.

L'opération est la même pour le traitement d'un cheval couronné, à part cette différence que les tubes s'adaptent au-dessus des genoux blessés.

Quant à l'application du tube pour le traitement hydria-tique des autres plaies et contusions, le praticien doit varier de système suivant les régions malades, se servant comme point d'appui tantôt de la crinière, tantôt des crins de la queue. Avec un peu de génie pratique, il pourra toujours faire bien.

Si le traitement consiste en affusions d'eau froide comme dans la paralysie du train postérieur, la fièvre vitulaire, le praticien étale sur la région, après l'avoir préalablement imbibé d'eau, un drap, un sac, une nappe, une serviette, etc., et, toutes les cinq minutes, les remplace par une toile nouvellement imbibée.

Pour les injections dans la matrice (métrite : non-délivrance), je me suis toujours servi utilement d'un tube en gutta-percha et d'une seringue ordinaire. Le tube s'introduit quelquefois difficilement en cas de non-délivrance, mais avec un peu de patience, le résultat est toujours certain.

J'adapte la canule de la seringue à l'extrémité libre du tube et je fais les injections toutes les cinq minutes.

MALADIES DU SYSTÈME CIRCULATOIRE
OU DES FONCTIONS VITALES.

Je considère comme telles, les maladies ayant pour point de départ l'état du sang.

FIÈVRES.

Toute lutte de la nature pour éliminer les choses nuisibles, internes ou externes, qui menacent l'intégrité de l'organisme animal, est un effort anormal, qui tantôt demeure borné à la partie attaquée, et tantôt met en jeu l'économie entière. L'économie rassemble ses forces (froid), puis elle ouvre le combat contre la cause morbifique (chaleur), et enfin elle se débarrasse de celle-ci par la chaleur, l'urine, les selles (crise). C'est à cet ensemble de phénomènes qu'on donne le nom de fièvre.

La fièvre n'est donc autre chose que le plus fort de la lutte dans laquelle l'organisme entier se trouve engagé pour éloigner du corps ce qui peut lui nuire et pour rétablir l'harmonie troublée. De là vient que, dans les maladies où on l'observe, elle est ordinairement le phénomène

décisif : celui de l'issue duquel dépend souvent la guérison ou la mort du malade. Donc, considérée en elle-
même, elle est moins une maladie qu'un moyen de faire
cesser une maladie : c'est la plus puissante et la plus
générale réaction contre le principe morbifique (1).

Le but du médecin consiste donc à faciliter cette action,
à soutenir le système nerveux qui faiblit devant l'ennemi,
à le surexciter par les douches et à préparer à l'ennemi
une voie de retraite (urines).

DE LA FIÈVRE VITULAIRE DANS L'ESPÈCE BOVINE.

Quoique cette maladie ait très anciennement attiré
l'attention des praticiens par ses symptômes et sa gravité,
elle peut être classée parmi les affections que la science
vétérinaire connaît le moins au point de vue de sa nature
intime.

Cruzel, le vieux praticien si expérimenté, avoue que,
dans sa longue carrière, il a vu à peine huit ou dix cas de
fièvre vitulaire, et, s'il indique un traitement, c'est évidemment pour la forme, car il ajoute que rarement le
succès couronne les efforts du vétérinaire ; aussi conseille-
t-il l'abatage en vue de la boucherie dès l'apparition des
premiers symptômes graves de l'affection chez un animal.

Schaack a désigné cette maladie du nom de « suite du
part ».

Fabre de Genève l'a appelée le « collapsus du part »,
c'est-à-dire l'anéantissement général et subit des forces, et
je préfère cette dénomination, si imparfaite qu'elle soit,
à celle que nous employons actuellement : si elle ne s'applique qu'aux symptômes, du moins est-elle dans le vrai,
tandis que le nom de fièvre vitulaire semble impliquer

____

(1) Charles Munde.

une corrélation intime entre cette maladie et le phénomène de la production initiale du lait, ce qui est absolument hypothétique.

Certains praticiens ont même cité des cas d'éruptions pustuleuses à la mamelle pendant le cours de cette maladie, et c'est une preuve que le titre défectueux qu'elle porte dans les ouvrages spéciaux a constamment *dérivé* l'attention vers les glandes mammaires. J'avoue pour ma part, qu'il m'a toujours été impossible de découvrir la moindre lésion sur ce dernier organe, et qu'il me reste aujourd'hui cette conviction « qu'à moins d'une coïncidence exceptionnelle, sinon impossible, comme je le démontrerai plus loin, celle d'une mammite aiguë et de la fièvre vitulaire, la mamelle est *absolument étrangère* aux causes qui engendrent cette maladie.

En principe, la fièvre vitulaire est très rare dans les pays méridionaux et dans le centre de la France où l'espèce bovine, médiocrement laitière, est employée aux travaux des champs, tandis qu'elle est commune dans les pays du Nord et en Allemagne, où la vache est exclusivement destinée à la production du lait ou de la viande.

Je l'ai souvent observée chez des vaches hollandaises ou flamandes ayant la réputation de bonnes laitières, tandis que je ne l'ai jamais vue affecter des sujets maigres ou mal nourris.

Elle se déclare assez fréquemment et toujours avec une intensité désespérante chez les vaches mises au pâturage en vue de l'engraissement, et qui se trouvent accidentellement dans un état de gestation trop avancé pour être livrées à la boucherie ; l'herbager les rentre à l'étable au moment de la mise bas et souvent alors on voit surgir, le deuxième ou le troisième jour, un cas de paralysie du train postérieur ou la fièvre vitulaire.

Il existe, du reste, une connexité frappante entre ces

deux maladies : l'une et l'autre se déclarent dans les mêmes conditions et l'on pourrait affirmer sans exagération que la paralysie, suite du part, est l'*affection localisée*, tandis que la fièvre vitulaire est la *maladie générale*. C'est du reste, l'opinion que j'ai déjà émise autrefois, et comme toutes les opinions, si elle n'est pas inattaquable au point de vue théorique, elle est pure au point de vue pratique. Dans l'un et l'autre cas, le traitement que je préconise et dont un praticien distingué a voulu me ravir la paternité pour l'attribuer à Delafond, qui s'occupait de la pathologie du cheval, ce traitement, dis-je, est le même ; je l'applique d'une manière locale dans la paralysie, suite du part, *qui est une affection locale*, et d'une manière générale dans le collapsus du part, qui est une affection générale. Dans les deux formes de cette affection le résultat est presque toujours couronné de succès. Je dirais *toujours*, si nous n'avions souvent à compter avec les lenteurs intéressées des propriétaires.

« Je tiens essentiellement à faire constater (et ceci est un des points essentiels de mon travail), que le traitement pratique est conforme à mon idée théorique, que je n'ai pu ni osé le formuler que le jour où le succès eut largement couronné mes essais. La maladie étant insaisissable au point de vue des lésions pathologiques, il n'est possible d'étayer un raisonnement que sur le résultat pratique, c'est-à-dire que, dans ce cas particulier, l'étude doit se faire d'une manière inverse. C'est le cas du chimiste qui cherche à déceler l'existence d'un agent médicamenteux inconnu dans un liquide et qui n'est sûr de l'existence et de la nature de cet agent que lorsque les réactifs spéciaux le lui ont fait connaître. Le traitement joue ici le rôle du réactif et c'est par son application spéciale et par la réussite constante qu'on peut seulement démontrer l'évidence de la théorie qui, sans lui, n'aurait d'autre valeur que la première théorie venue. »

Si, jusqu'à ce jour, les différentes autopsies faites sur le cadavre des sujets morts de la fièvre vitulaire, n'ont décelé aucune lésion organique, c'est que les investigations auxquelles se sont livrés les praticiens, ont porté à faux. Ils ont négligé à tort l'élément qui joue le principal rôle dans cette maladie ; je veux parler du sang.

Ce liquide, en effet, a été considéré pendant longtemps comme un élément indifférent dans l'organisme. Pourquoi ne le considérerions-nous pas comme un tissu liquide?.... N'est-il pas formé de cellules et d'éléments solides comme les autres organes? Les chimistes admettent bien l'existence d'un métal liquide ! Et, toute altération soit physique, soit chimique dans cet élément qui joue un rôle prépondérant dans l'organisme, ne doit-elle pas déterminer une perturbation dans ce dernier?...

La fièvre charbonneuse est due à une modification physique, tangible des éléments du sang ; pourquoi la fièvre vitulaire n'aurait-elle pas pour cause une modification chimique invisible au microscope et difficilement saisissable par les manipulations du laboratoire ?

Tout porte à croire que l'empoisonnement du sang dans cette singulière maladie est la seule cause de la fièvre et de l'adynamie générale ; c'est du moins ma conviction profonde. La matrice, gorgée de sang veineux, revenant à son volume primitif, introduit, dans l'espace de quarante-huit heures, une quantité énorme de ce liquide impur dans le torrent circulatoire. C'est là sans doute la cause de l'empoisonnement.

Comment expliquer autrement cet abattement général qui commence par une gêne sourde du train postérieur, une hésitation marquée dans tous les mouvements, et qui aboutit à une prostration absolue de toutes les forces de l'organisme, et à la mort — tous phénomènes communs avec l'asphyxie.

La douleur qu'occasionne la fièvre vitulaire ne me semble pas bien intense. Au début la respiration est lente, plus lente qu'à l'état normal. Or, toute inflammation qui occasionne une douleur produit, surtout au début, une accélération des mouvements respiratoires. Or, il est probable que le sang anhématosé agit plutôt comme *insensibilisateur* sur le système nerveux. Toutes les fonctions organiques se trouvent graduellement enrayées : la digestion est entravée, la sécrétion urinaire est affaiblie, presque nulle, et cette dernière fonction, si nécessaire à l'épuration du sang, ne facilitant plus à ce fluide son travail d'élimination, vient encore aggraver son action anesthésique. La marche de l'affection est rapide, une fois que le sujet est couché : la *tête* vient s'appuyer sur le bord libre de la poitrine, l'*œil* qui, déjà au début de la maladie, *était terne*, se clôt à demi et devient trouble. La *respiration* devient plaintive et son rythme irrégulier ; un râle sourd se fait entendre à l'expiration et souvent l'animal meurt sans presque se débattre.

Néanmoins, il faut établir ce fait, que la fièvre vitulaire, de même que toutes les affections graves du sang, présente des cas rapides, foudroyants, pour ainsi dire, comme aussi des cas lents. Quelquefois le sujet périt en six, douze, vingt-quatre heures, à partir des symptômes du début, visibles pour le propriétaire, c'est-à-dire l'œil terne, l'immobilité, la faiblesse des membres, l'inappétence ; d'autres fois, et je n'oserais affirmer que c'est le cas le plus fréquent, l'animal résiste longtemps avant de choir, et, une fois qu'il est tombé, il reste calme dans cette position et ne retourne la tête sur les côtes que plusieurs heures après sa chute. L'asphyxie s'effectue lentement, progressivement, et la mort *tarde quelquefois* deux jours, mais c'est le délai extrême.

TRAITEMENT.

Avant d'aborder le récit des faits, j'avouerai qu'avant 1878 tous les cas de fièvre vitulaire que j'avais eu l'occasion de traiter avaient été pour moi autant de causes de défaites, et m'avaient à peu près laissé la conviction que cette maladie était incurable dans la grande majorité des cas, tandis qu'aujourd'hui je puis hautement affirmer le contraire, c'est-à-dire qu'à moins de ces retards intéressés dont je parlais plus haut et qui sont imputables aux clients, la fièvre vitulaire est curable par l'application du traitement si simple et si peu onéreux que je vais indiquer. Ce n'est qu'en 1878 qu'une aventure, comme il nous en survient assez fréquemment dans la pratique de notre médecine, me donna l'idée du mode de traitement que j'emploie, et qui, depuis cette époque, ne m'a donné que *des résultats heureux* et souvent *inespérés*.

Premier cas. — *Fièvre vitulaire au début,*

Vache hollandaise, 5 ans, poids vif 500 kilog., appartenant à M. Tiercelet, propriétaire à Prez.

Cette vache avait été achetée six mois auparavant par M. Tiercelet; placée dans un pâturage riche, elle n'avait pas tardé à s'engraisser. Le troisième jour après la mise bas elle refusa le manger au matin, et l'on me fit demander aussitôt.

Visite. — A mon arrivée, l'animal est debout, sa respiration est lente, son œil terne. Indifférent à tout ce qui se passe, il tient à peine debout, et lorsque je cherche à le faire mouvoir, il titube et écarte les membres pour ne pas tomber.

La peau est brûlante, de même que le cornage et les oreilles ; le pouls est vif et faible, les veines mammaires sont fortement gonflées, les poumons sont sains, les mouvements du cœur nets quoique précipités. L'auscultation ne laisse entendre que les bruits normaux. (C'est ici surtout qu'il faut une certaine habileté pratique pour éviter toute confusion, ou plutôt une sorte d'habitude dans le jugement.) Le pouls, la respiration, l'état de calme, la peau brûlante qui *sera froide* tout à l'heure, ne sont que des indices communs avec un certain nombre de maladies. Mais il existe dans la physionomie du sujet un caractère d'hébétement général, d'indifférence absolue tel, qu'on croirait le cerveau absent et qu'il ne reste de l'animal que l'enveloppe extérieure avec un œil postiche.

Diagnostic : Fièvre vitulaire au début.

Pronostic : Très grave. Je crains à tout moment de voir l'animal s'abattre, et je propose à M. Tiercelet de tenter une saignée *in extremis* en attendant l'application du traitement prôné par les auteurs, *l'abatage* pour la boucherie.

Traitement : Saignée à la veine mammaire droite : le sang jaillit avec une force extraordinaire, et lorsque à vue d'œil je juge qu'il s'est écoulé 5 litres, je place l'épingle.... Ce sang est poisseux, rouge violacé.

A peine l'opération est-elle achevée, que l'animal tombe d'une masse comme foudroyé ; il se relève pour retomber encore. L'œil est hagard, la langue pendante et le sujet fait entendre un long gémissement.

Dans mon effarement je demande vite quelques seaux d'eau froide, j'applique des douches sur la tête et sur l'épine dorsale, sans presque me rendre compte de l'effet que pouvait produire ce traitement.

Au bout d'un *quart d'heure* environ, l'animal semble

tout à coup soulagé, la langue rentre dans la cavité buccale, les plaintes cessent et la vache se retourne pour appeler son veau qui est attaché derrière elle.

On cesse alors l'irrigation pendant quelques moments et je commençais à me réjouir de l'aventure, quand survient une nouvelle crise. L'animal chancelle un instant et tombe de nouveau; je crois cette fois que c'en est fait. Néanmoins, on applique de nouvelles douches comme précédemment, et je quitte ce lieu de malheur pour ne pas assister plus longtemps à ma défaite !

Le lendemain, la vache *était parfaitement guérie* et avait donné environ 10 litres de lait au matin.

Traitement : Sept heures de douches, saignée de 5 litres.

Ce fut mon premier succès de ce genre. Je parle de fin d'année 1878.

Deuxième cas. — *Fièvre vitulaire à la période d'état.*

Sujet : vache de *pâture*, grasse et accidentellement en état de gestation trop avancé pour être sacrifiée à la boucherie. Hollandaise, 7 ans, poids vif 600 kilog. environ, belle marque de lait, appartenant à M. Vital Vassal, marchand de chevaux, à M. F.... Rentrée du pâturage le 1er novembre dernier, elle fit son veau toute seule le 9. Les membranes fœtales n'étant pas détachées le lendemain, on lui fait prendre 20 grammes de sabine en décoction dans 1 litre d'eau; ce qui la débarrassa quatre heures plus tard.

Le quatrième jour, cette vache, qui n'avait jusqu'alors donné aucune marque d'indisposition, sembla tout à coup titubante. On me fit demander, et dans l'espace de deux heures qu'il me fallut pour exécuter le voyage, l'animal était tombé. Sa tête fichée sur la région des côtes, sa respiration lente et saccadée, son œil trouble, l'impossibilité de se relever, tout dénotait chez l'animal une attaque aiguë de fièvre vitulaire.

Traitement : saignée 3 kilog. seulement à la veine mammaire, en raison de l'état de réplétion du rumen.

Douchés continues sur la tête et la ligne dorsale. Un sac de toile est à tout moment trempé dans l'eau froide et appliqué sur le dos.

Dans l'après-midi, nouvelle saignée au jarret, 5 kilog. environ. Purgatif avec aloès, 30 gr., assa fœtida, 10 gr. Guérison absolue le lendemain.

(Je ferai encore une observation au sujet de cette vache, c'est que dans toutes les phlegmasies aiguës que j'ai constatées chez les vaches de pâture, qu'une gestation avancée empêche de sacrifier à la boucherie, j'ai éprouvé des difficultés inouïes à obtenir un résultat favorable, et que seules les saignées coup sur coup et modérées peuvent éviter les métastases. La violence de la maladie est toujours en rapport avec l'état de réplétion du système circulatoire; elle est le résultat du trop plein dont il faut pallier les effets avec modération et constance.)

Troisième cas. — *Fièvre vitulaire à la période finale*
(1879).

Vache flamande pure race, du poids de 600 kilog., appartenant à M. Carlos Cordonnier, propriétaire au Douaire.

L'animal a vêlé quatre jours avant ma visite, et il est malade depuis seize heures; il est étendu sur le côté gauche, la tête inclinée sur les côtes, l'œil morne, brouillé et à demi clos; la peau est froide, les membres insensibles à la piqûre de l'épingle, la respiration est lente, saccadée. Néanmoins, l'animal ne se plaint pas, et, chose remarquable, il est impossible de placer l'encolure dans sa position normale, elle revient constamment sur la poitrine, comme maintenue par un ressort d'acier.

Diagnostic : Fièvre vitulaire terminale.

Pronostic : Absolument désespéré. Du reste, M. Cordonnier ne m'avait demandé que pour constater si le sujet était ou non atteint de maladie contagieuse.

Traitement : Saignée modérée de 5 kilog. à la veine mammaire, qui n'est plus gonflée comme dans la plupart des cas; mais le bouvier m'assure qu'elle était énorme la veille. Purgatif avec aloès, 40 grammes, assa fœtida, 10. Douches sur la tête et la ligne dorsale avec ordre de les continuer jusqu'à la mort ou la guérison du sujet.

Recommandation expresse d'ouvrir la saignée au bout de deux heures si le malade vivait encore, et d'enlever encore 3 kilog. de sang. Je revins un mois plus tard pour pratiquer l'autopsie d'un bœuf mort subitement d'une rupture de la veine porte, et je trouvai la vache en parfait état de santé, alors que depuis longtemps je la croyais enterrée.

La guérison avait été complète le lendemain, après une nuit de douches.

Ceci est une des cures les plus merveilleuses de ma vie de praticien.

Voilà donc, parmi les trois cas que j'ai triés à dessein dans mes notes, la maladie représentée sous ses trois phases principales : la période de début, la période moyenne ou d'état, et la période finale ou désespérée. La guérison a été obtenue de la manière la plus simple : saignée, purgatif violent et application de douches d'eau froide.

La saignée doit être modérée ou forte suivant l'état de réplétion du rumen, mais elle est *indispensable*, et je la fais toujours à la veine mammaire, malgré le thrombus qui se produit presque inévitablement et que je fais dispa-

H.

raître au moyen d'un tampon humecté d'eau froide et maintenu par un bandage.

Les douches forment la base du traitement : elles sont d'une application facile : un linge qu'on entretient continuellement frais entoure les cornes frontales, et un gros sac de toile qu'on trempe toutes les 4 ou 5 minutes dans un seau d'eau froide est appliqué sur le dos dans le sens longitudinal. Ce traitement dure de 2 à 10 ou 12 heures, suivant la gravité des cas.

Les faits pratiques étant cités, je vais hasarder quelques pas dans le domaine de la théorie, et exposer d'une façon aussi simple que possible mon opinion sur le caractère intime de la fièvre vitulaire et sur l'effet thérapeutique de mon traitement :

Les bonnes vaches laitières sont rares et n'appartiennent souvent qu'à des propriétaires fortunés chez lesquels l'alimentation est abondante et de qualité supérieure. Dans les derniers moments de la gestation, on remarque toujours un gonflement considérable des principales veines extérieures, et surtout des veines mammaires ; ces conduits sont gorgés et dénotent le trop plein. Le part a lieu, et quoique le veau emporte sa provision de liquide circulatoire, il n'en reste pas moins une quantité énorme dans l'organisme de la mère (1).

(1) L'exercice violent auquel se livre la matrice pendant le travail de la gestation, se traduit par la décomposition des éléments (sang et tissus) et la formation d'une quantité considérable d'urée. Après le part, la matrice est énorme, gorgée d'une quantité considérable de sang, tenant en suspens l'urée qui, comme on le sait, est insoluble. L'organe fatigué, épuisé par le travail musculaire, ne revient à son volume normal que petit à petit. (Il lui faut deux ou trois jours.) Et cette rétraction de la matrice ne peut s'effectuer qu'à la condition d'infuser à la grande circulation, tous les éléments impurs que renferme normalement l'organe. Ces éléments ne sont autre chose qu'un poison violent qui produit l'asphyxie. Pas n'est besoin d'invoquer la résorption des lochies, comme l'ont fait les savants pour l'appui de leur théorie sur l'em-

Chez la vache *moyenne* laitière, qu'on a laissée sèche deux ou même trois mois avant la parturition, il s'opère une espèce de *dérivation* sur la mamelle. Cet organe s'engorge, s'enflamme quelquefois; il se produit un mouvement fébrile avec *accélération* des mouvements du cœur et de la respiration.

La *diurèse* est abondante et par conséquent la maladie est évitée par le travail normal des organes.

(Je n'ai du reste jamais observé la fièvre vitulaire lorsqu'il y avait mammite ou même un simple engouement mammaire. Toujours, dans le cas où la première maladie survient, le pis a son aspect normal.)

Tandis que, chez la bonne vache laitière, le *trop plein* dans le système circulatoire ne trouve pas d'écoulement naturel. Souvent l'animal a été trait jusqu'au dernier moment (c'est le cas de la vache de M. Tiercelet). La quantité de sang est énorme, et, en raison même de la lenteur des mouvements respiratoires, l'*hématose* se fait incomplètement; le sang se charge d'acide carbonique et d'urée; le système nerveux, insuffisamment excité, n'agit plus d'une manière active sur les organes dont il règle le fonctionnement; la sécrétion urinaire devient nulle; les *effets* deviennent des *causes*, le cerveau, la moelle épinière s'engourdissent, les forces musculaires s'annihilent, et, à un moment donné, l'animal tombe anéanti, asphyxié lentement, et il meurt.

Qu'on opère une saignée pendant le cours de cette maladie, on voit instantanément l'œil s'éveiller; de terne qu'il était, il devient clair et brillant. Le sang, diminuant de quantité, se purifie par son passage plus fréquent à travers les aréoles pulmonaires; le pouls, qui était mou et

poisonnement sanguin. Les éléments normaux produits par le travail musculaire suffisent pour provoquer par leur seule présence dans le sang les effets d'asphyxie que l'on constate dans cette maladie.

vite, est plus facilement saisissable, plus large et plus fort.

Qu'on fouette le sang par l'application de douches d'eau froide, l'animal semble se dégourdir; la tête, qui était immobile et comme fixée sur les côtes, se redresse.

Au bout d'un quart d'heure, d'une demi-heure souvent, le sujet se relève et demande son veau. C'est l'indice de la guérison prochaine. Mais, à ce moment, la faiblesse est encore grande, et si, par une pitié incompréhensible, vous cessiez le supplice des douches, tout le résultat obtenu serait bientôt aboli (1).

Il faut renouveler l'émission sanguine et continuer les douches jusqu'à ce que l'animal semble se mouvoir avec facilité, puis le recouvrir, après une vigoureuse friction, le traire ou lui mettre le veau à la mamelle, et lui offrir un peu de barbottage qu'il prend avidement.

L'action thérapeutique de l'eau froide appliquée en irrigation est vraiment remarquable.

L'*absorption* du liquide par la surface cutanée est considérable; le sang se fluidifie; la diurèse devient si abondante qu'à tout moment le malade éprouve le besoin d'uriner. C'est du reste l'effet produit sur l'homme par un bain prolongé en été. Outre que le sang perd rapidement ses propriétés toxiques par son mélange avec l'eau, il se débarrasse des éléments délétères qu'il contient et qui causent cet état général d'adynamie dans le collapsus du part.

L'eau fouette le sang, comme je le disais plus haut, et *électrise* le système nerveux. La température du liquide cir-

(1) J'ai cité cette année-ci l'effet d'une interruption dans le traitement indiqué. Un propriétaire, influencé par son voisin, cessa les douches pendant la nuit, et les reprit le lendemain, sur mon conseil. L'animal guérit de sa fièvre vitulaire, mais fut atteint le cinquième jour d'une pneumonie double, résultant de l'excès de douches.

C'est le seul cas exceptionnel que je puisse citer.

culatoire, qui s'élève souvent très haut, est ramenée à ses justes limites, et il serait superflu d'appréhender un abaissement de température trop considérable, car, les mouvements du cœur étant accélérés par le saisissement, il se développe une quantité considérable de chaleur animale, qui rétablit l'équilibre fonctionnel.

C'est à l'activité des reins que j'attribue une grande partie du succès dans ce genre de traitement. Le malade, en effet, urine à tout moment et se débarrasse par ce moyen de la surcharge d'acide urique que la maladie emmagasinait dans le sang. Et presque toujours on remarque que ce traitement qui peut, à première vue, sembler brutal en quelque sorte, n'arrête nullement la sécrétion du lait.

Remarques. — Je n'ai jamais observé chez le cheval une affection présentant la moindre analogie avec la fièvre vitulaire.

La paralysie, suite du part, offre dans cette espèce une grande analogie avec la même maladie chez la vache. Mais l'analogie s'arrête là.

De l'analogie qui existe entre la fièvre puerpérale et la fièvre vitulaire.

Quoique cette question n'entre nullement dans le cadre de mon ouvrage, je la traiterai néanmoins, si indigne que je me sente d'aborder une tâche de cette nature. Lorsqu'une maladie grave se déclare chez l'animal, le vétérinaire cherche instinctivement à établir une analogie entre cette maladie et l'affection de l'homme qui s'en rapproche le plus. Nos premiers écrivains dans l'art vétérinaire ont certainement calqué leurs ouvrages sur les travaux identiques de la médecine humaine. La machine animale étant de tous point composée des mêmes organes, des mêmes rouages fonctionnant d'une manière identique, il était naturel de conclure que tout dérangement dans le fonctionnement d'un de ces organes devait se traduire : 1° par un même nom ; 2° par des symptômes à peu près semblables.

Qu'enfin le remède curatif ou palliatif devait être encore analogue aux remèdes employés dans la médecine de l'homme. C'était tout au plus une question de doses à établir.

Aussi, les premiers disciples agissaient-ils sagement en empruntant tout l'outillage de la vieille science médicale.

Mais, à côté des maladies similaires dans les deux formes de la médecine, il s'en présentait de nouvelles ; les procédés d'investigations étaient alors dans l'enfance, et il n'est pas étonnant que pendant un siècle certaines d'entre elles restèrent inconnues au point de vue de leur nature et des causes qui les engendraient.

La fièvre vitulaire était de ce nombre. Inconnue dans ses causes, dans sa nature intime, on l'attribuait à tort à la production du lait ou à la résorption des principes impurs de la matrice. J'ai démontré jusqu'ici :

1° Que cette affection se déclare dans la plupart des cas chez des vaches de bonne nature, débarrassées de leur délivre comme aussi des sérosités que laisse le part dans la matrice. (Jamais je n'ai constaté cette maladie chez des sujets maigres ou affaiblis) ;

2° Que le phénomène initial de la production du lait n'a rien de commun avec les causes qui peuvent engendrer la maladie.

Et, me basant sur les résultats pratiques incontestables obtenus d'une façon sûre par les douches d'eau froide, je crois avoir le premier interprété les faits d'une manière logique.

Les praticiens qui ont sérieusement imité ma méthode de traitement ont guéri leurs malades.

Or, cherchons à établir les points d'analogie qui existent entre la fièvre dite vitulaire chez la vache, qui à mon avis n'est qu'une *asphyxie sanguine* et la fièvre puerpérale chez la femme :

L'historique de cette dernière maladie offre déjà une grande analogie avec les descriptions que font les auteurs vétérinaires de la fièvre vitulaire.

Jusqu'ici la nature exacte de la fièvre puerpérale est inconnue.

On l'attribue à l'état atmosphérique, à la résorption des lochies, à l'empoisonnement du sang, etc., toutes causes qui furent jusqu'à ce jour considérées comme déterminant la fièvre vitulaire dans l'espèce bovine.

Seul le caractère épidémique, que certains attribuent à la fièvre puerpérale, n'est pas constaté, pour cette raison bien simple qu'il est extrêmement rare que dans une même étable, un cas de fièvre vitulaire se déclarant spontanément sur un sujet, il y ait à proximité un autre sujet placé dans des conditions physiologiques telles qu'il soit apte à recevoir le germe supposé.

Il faut tenir compte aussi de la différence considérable d'organisation qui existe entre l'espèce humaine et l'espèce bovine. La réceptivité chez la femme doit être relativement plus grande, si toutefois la théorie est vraie d'un microbe se développant spontanément pendant le cours de la maladie et se trouvant doué tout à coup de la faculté de devenir cause après avoir été effet.

Je n'ai jamais été témoin de faits identiques se produisant chez des sujets de l'espèce bovine ; mais là où l'analogie devient frappante, c'est dans l'étude de la symptomatologie.

La date du début correspond bien avec le retour physiologique de la matrice à son volume primitif. Les auteurs indiquent deux ou trois jours.

La céphalalgie, avec les nausées, les vomissements, tous symptômes communs avec ceux de l'asphyxie : enfin, la terminaison rapide et presque toujours fatale, comme nous le constatons chez la vache qui n'est pas soumise au traitement hydrothérapique.

Dans la fièvre vitulaire, nous constatons toujours le gonflement du ventre, que l'on doit, ce me semble, attribuer à l'arrêt des fonctions digestives. La sensibilité de la matrice serait difficile à établir, parce que notre sujet n'est pas doué de la parole.

A l'autopsie, nous découvrons l'existence d'un peu de sérosité dans le péritoine, effet de la stase sanguine ; le gonflement des gros vaisseaux veineux afférents à la matrice.

Les médecins affirment que, dans certains cas de fièvre puerpérale, l'on ne constate aucune altération du sang. Ceci est un fait à peu près constant dans la fièvre vitulaire.

Depuis 1878, il m'a été donné une seule fois de procéder à l'autopsie d'un sujet (mes autres malades ayant tous été guéris par l'hydrothérapie). Le sang avait à l'œil nu l'aspect à peu près normal, avec une légère teinte violacée. Il était poisseux, se coagulait difficilement.

Examiné au microscope aussitôt après la mort, il présentait une décoloration marquée des globules rouges. Le sérum semblait teint par l'hémoglobuline.

Tous les autres organes étaient sains, les *mamelles gorgées de lait.*

En résumé, que se passe-t-il chez nos deux mammifères au moment de l'accouchement, je parle de la femme et de la vache prises l'une et l'autre dans le dernier moment de gestation. Que les lecteurs m'absolvent de ce rapprochement, absolument nécessaire pour l'exposé de mes convictions.

Lorsque le moment physiologique de l'expulsion du produit est arrivé :

1° La matrice se congestionne. L'afflux du sang se traduit par des coliques plus ou moins violentes, suivant l'état nerveux des sujets ;

2° L'intestin et la vessie se vident simultanément ;

3° Des contractions *péristaltiques*, de plus en plus violentes se produisent. Ces crises involontaires commandées par les lois de la nature et aidées d'ailleurs par les efforts des muscles thoraciques, abdominaux et diaphragmatiques, par la pression directe de l'intestin sur la matrice, se rapprochent de plus en plus et cessent dès l'instant où le produit est normalement expulsé.

Est-il une fonction de la nature animale qui exige le concours si absolu de tout le système musculaire et indirectement celui des autres grandes fonctions de l'organisme ? Non.

Que nous enseigne la physiologie relativement à la résultante de tout effort musculaire ?

Toute contraction violente des muscles engendre l'usure des éléments qui les composent et se traduit par la fatigue.

La circulation de retour entraîne vers les émonctoires naturels (reins et peau), les produits de l'usure. Mais cette circulation est réglée normalement — plus ou moins rapide suivant le degré de fièvre engendré par la douleur — lente, au contraire, si la douleur est faible.

Les poumons jouent un rôle important, dans cet important phénomène physiologique, leur fonction étant de purifier, à mesure qu'il y est charrié pour la circulation de retour, le sang fortement chargé des produits de désassimilation.

Lorsque les faits se passent normalement, le médecin assiste à la deuxième période, la période la plus critique de l'accouchement.

Les sueurs de la peau, extrêmement acides à ce moment.

La fièvre de lait qui est la fièvre critique par excellence.

Le retour à son volume primitif de la matrice.

La masse considérable de sang contenue dans cet organe entre dans la grande circulation où elle se mélange au sang déjà fortement chargé d'éléments de désassimilation.

La période d'épuisement est arrivée. Elle se traduit par une grande lassitude, celle qu'éprouve l'homme ou le cheval qui a fourni une grande course, un travail musculaire considérable. Le sang fortement chargé d'urée agit sur le système nerveux comme insensibilisateur.

Si, à ce moment, les organes naturels (émonctoires, purificateurs), parmi lesquels nous pouvons classer les poumons, la peau, les reins, sont suffisamment doués pour jouer leur rôle jusqu'au bout;

Si surtout les mamelles, qui sont non seulement des glandes sécrétoires, mais aussi des glandes excrétoires, entrent franchement en action et produisent en abondance le colostrum qui pourrait bien être un *excreta critique*, sans cesser d'être pour cela physiologique;

L'expérience nous démontre, en effet, que chez nos grands herbivores, l'usage de certains aliments (moutarde, luzerne, médicaments divers), se traduit dans le lait par une odeur et une saveur marquée de ces différents principes.

(Je connais une région d'élevage dans les Ardennes où le beurre est inutilisable chez les vaches qui mangent de la luzerne, à cause du goût insupportable que lui donne cet aliment.)

Si, en somme, le mécanisme d'émonction est assez vaste, assez actif pour débarrasser le sang du trop plein, le travail de l'accouchement s'accomplit normalement.

Si, au contraire, ce mécanisme est insuffisant, l'empoisonnement du sang se traduit par les phénomènes que les auteurs médecins, dont les noms font autorité dans la science, ont si bien décrits.

Je veux parler des essentialistes, au nombre desquels figurent en premier lieu Hippocrate, le père de la doctrine humorale, et les Drs Danyau, Depaul, Paul Dubois, trois accoucheurs dont la doctrine est remarquable de lucidité.

Voici le résumé de cette doctrine que j'emprunte à l'excellent ouvrage du Dr Edouard Auber (1) :

« Chez les femmes en couches, il y a plusieurs ordres de phénomènes pathologiques : les uns bénins, les autres extrêmement graves. Parmi ces derniers, il en est un qui apparaît ordinairement au dixième jour après les couches, c'est l'intoxication septique. Deux ordres de phénomènes se montrent à l'époque où apparaît la fièvre puerpérale : l'un est l'embarras gastrique, il se montre du deuxième au troisième jour ; l'autre est l'état inflammatoire, mais rien de tout cela n'est la fièvre puerpérale. »

La métrite, l'ovarite, la péritonite, observées avec la fièvre puerpérale, ne la constituent pas non plus, elles la compliquent ; l'infection putride et l'infection purulente ne sauraient, de même, être confondues avec la fièvre puerpérale. D'autre part, on ne peut admettre de similitude entre la surface interne de l'utérus après l'accouchement et une plaie ordinaire, car lorsque le délivre est expulsé, il n'y a pas de rupture, mais un simple décollement d'avec le placenta des vaisseaux maternels qui bientôt s'affaissent pour s'oblitérer ensuite.

Qu'est-ce donc que la fièvre puerpérale ? Existe-t-il une

____

(1) De la fièvre puerpérale devant l'Académie de médecine de Paris, 1858.

maladie à laquelle il faille réserver ce nom? Oui certainement, voilà les caractères de cette entité :

Son invasion se fait brusquement et on peut l'observer tout aussi bien avant l'accouchement ou pendant le travail que dans les premiers jours des couches. Elle jette le trouble, presque instantanément, dans les principales fonctions; l'accélération du pouls est portée d'emblée à 120 ou 140 pulsations; la respiration présente un embarras remarquable; les idées se troublent, elles se perdent dans un subdélirium qui cache aux malades et souvent aux assistants la gravité de l'affection; il n'y a pas de réaction franche, et les *antiphologistiques, loin d'être utiles*, précipitent la terminaison fatale.

En résumé, la fièvre puerpérale est caractérisée par l'époque de son invasion (avant le huitième jour), par l'évolution et la nature de ses symptômes; par ses caractères anatomiques consistant *en une altération du sang*, inconnue dans sa nature.

« La fièvre puerpérale est produite par un miasme puerpéral qui est dû à l'action combinée des influences atmosphériques et des conditions dans lesquelles se trouvent les femmes en couches. »

Que les observateurs sérieux rapprochent ces dires de ceux de mon travail sur la fièvre vitulaire, des symptômes que j'ai décrits en 1879 après de nombreuses observations, de ceux que j'y ajoute, comme des réflexions mûries par l'expérience et par le temps, et ils ne douteront plus de l'analogie absolue de causes, de symptômes et d'effets qui existe entre la fièvre vitulaire dont j'ai découvert le traitement et la fièvre puerpérale de la femme.

Il reste un point obscur dans ma comparaison : celui qui a trait à la nature contagieuse de la fièvre puerpérale. Mais cette contagion est-elle démontrée? Le Dr Paul Dubois, dans la mémorable discussion des treize à l'Académie de médecine de Paris, n'a-t-il pas dit formellement : « La fièvre puerpérale a pour cause une altération du sang par un agent inconnu. La contagion existe-t-elle ou n'existe-t-elle pas ? Qu'on y prenne garde ; la question est plus difficile à résoudre qu'on ne le croit généralement. »

Cette contagion existerait-elle, qu'elle n'aurait pas la valeur d'un argument. Nous voyons journellement les affections des voies respiratoires revêtir ce caractère contagieux, et particulièrement dans la pathologie du cheval, l'exemple est fréquent d'une jument surmenée présentant une angine ou une bronchite critique, qui se transmettent à tous les chevaux d'une écurie.

Les causes de ces contagions sont encore actuellement recouvertes d'un voile épais.

DU TRAITEMENT.

J'ai démontré jusqu'ici l'analogie des causes, comme celle des symptômes et des effets de la fièvre puerpérale et de la fièvre que nous désignons en vétérinaire sous le nom de fièvre vitulaire. (Certains auteurs l'ont désignée sous les noms de fièvre puerpérale, ataxique, etc.)

Si mon humble appréciation, basée cependant sur des faits indéniables, était vraie, il suffirait d'appliquer à la femme le traitement que je découvris en 1878, l'hydrothérapie.

Avant ma découverte, l'on ne guérissait pas la fièvre vitulaire. J'avais perdu moi-même, de 1874 à 1878, tous les sujets qu'il m'avait été donné de traiter. Et je crois fort que les prétendus guérisseurs de cette affection peuvent être confondus avec les médecins qui nient l'essentialité de la maladie.

La fièvre vitulaire comme la fièvre puerpérale est une entité possédant ses caractères propres. Cette maladie est le funeste apanage de certaines régions de France, où le bétail est fortement nourri, pléthorique; elle se déclare chez les laitières riches, bien portantes, et il est facile, même avant la mise bas, de prévoir son apparition à l'examen des sujets, pour peu que l'on soit praticien exercé. (Les malades, 24 heures avant la mise bas, restent debout, se déplacent difficilement, titubent même, et leur œil est terne, comme vitreux.

J'en ai donné la preuve à un jeune praticien, M. Fonte, qui partagea mes travaux en 1882.)

Le nombre est grand, en France, des professeurs et des praticiens qui n'ont jamais jugé *de visu* des caractères propres de la maladie vitulaire.

C'est dans ce clan seulement, que peuvent se trouver des contradicteurs.

Les vétérinaires qui ont suivi mon mode de traitement ont constaté avec surprise que cette terrible affection, qui tuait bon an, mal an, pour des millions de bovinés, n'était plus incurable.

Qu'au contraire, *elle se guérissait toujours facilement au début*, par des affusions d'eau froide sur la tête et le dos; que, même dans les cas désespérés, la réussite venait souvent couronner les efforts du praticien.

Que messieurs les médecins fassent donc des essais sérieux; l'élixir que j'offre n'est ni étiqueté, ni breveté; il est le produit de l'expérience, du hasard, comme celui d'un travail pénible et désintéressé.

Je ne dirai rien du *modus faciendi*, n'ayant aucune aptitude pour le faire.

Mais je prédirai un *singulier étonnement* aux accoucheurs, qui, bien convaincus, feront l'essai de cette méthode pour la première fois.

Dans ce cas plus que jamais, ils apprécieront les dires de *Fournier et Bégin*. « *Il faudrait que le malade touchât au dernier degré de la débilité vitale, pour que la réaction n'eût pas lieu.* »

Je termine par le mot de la fin : c'est une lettre de praticien, choisie parmi beaucoup d'autres, et qui en dit plus au sujet de ma découverte que la plus savante dissertation.

Mon cher Hartenstein,

Je ne puis résister au désir de vous féliciter au sujet de votre découverte, que les journaux vétérinaires ont publiée en 1880, relativement au traitement de la fièvre vitulaire.

Avant de connaître votre méthode si simple et pourtant si utile, je perdais tous mes malades. J'en prenais mon parti comme les autres. Depuis que j'applique votre procédé, je les guéris tous. Ce matin encore, j'ai trouvé une malade guérie, qui, hier soir, était considérée comme absolument perdue. On avait passé la nuit à l'inonder d'eau froide.

Les éleveurs vous devront un rude cierge le jour où votre méthode sera généralisée. Le résultat net, sera un sauvetage annuel de plusieurs millions.

Vous aurez aussi des contradicteurs, mais consolez-vous-en ? Le camp des travailleurs vous sera reconnaissant.

Vous rappelez-vous au moins, après dix ans, de votre ancien condisciple ?

GIRARD.

Chose étrange, depuis que la société pratique de Seine-Inférieure et de l'Eure a bien voulu m'honorer d'une récompense spéciale, pour mon premier essai sur la fièvre vitulaire, que je lui avais adressé avec la conviction que ce travail ne pourrait être apprécié que par un groupe de praticiens exerçant dans un pays où la maladie est fréquente, depuis cette époque, dis-je, j'ai enregistré beaucoup de félicitations, j'ai vu beaucoup d'imitateurs, mais pas l'ombre d'une critique.

Le sujet y prêtait largement cependant.

Peut-être, l'audace du procédé, l'accumulation des faits, les noms, je ne dis pas le nom, ont-ils agi par influence. C'est presque désolant!

DE LA PARAPLÉGIE, SUITE DU PART.

Cette maladie, de même que la fièvre vitulaire, est relativement fréquente dans les régions où l'on s'adonne à l'élevage du bétail.

Lorsque j'en fis la description en 1879, j'eus soin de faire ressortir dans un mémoire du Journal *les Archives de l'École d'Alfort*, que j'étais loin de considérer cette maladie comme le résultat d'une congestion de la moelle épinière.

L'extrait suivant de cet article est l'expression exacte de mon opinion, mûrie par une expérience plus grande ; c'est une réponse à M. Collin de Vassy, lorsque ce praticien, en faisant l'éloge de mon traitement hydrothérapique de la paraplégie suite du part, cite Lafosse, comme l'ayant préconisé pour le traitement de la congestion de la moelle chez le cheval :

« Or, disais-je à l'époque, mon article concerne l'espèce bovine, et une maladie qui n'a qu'une analogie apparente avec la congestion de la moelle épinière du cheval. Il suffit de relire la description que je faisais de la paraplégie de l'espèce bovine pour se pénétrer de ce fait que je ne considère nullement cette maladie comme une congestion, mais bien comme le résultat mécanique de la gêne apportée à la circulation dans les troncs veineux du train postérieur, par cet état physiologique, la gestation ; *par la stase sanguine* et par le volume considérable qu'acquiert la matrice à l'approche du vêlage. Je crois, en somme, que la maladie est toute mécanique dès le principe, et qu'elle procède des extrémités, c'est-à-dire de bas en haut, de la périphérie au centre, par suite de l'irrigation insuffisante des papilles nerveuses.

Que dans le début, la paraplégie des vaches fraîches vêlées n'est qu'un engourdissement pareil à celui que nous ressentons dans l'un ou l'autre membre à la suite d'une fausse position.

Je rappelais à ce sujet l'expérience de notre savant physiologiste M. Collin, sur la ligature de l'aorte postérieure déterminant artificiellement la paralysie chez le chien.

Comment pourrait-on expliquer autrement ce cas pathologique qui se présente assez fréquemment chez la vache prête à vêler, dont le train postérieur semble paralysé à l'approche de la parturition, l'animal se relevant aussitôt après la délivrance ?

Pour me résumer, j'ai émis cette idée que la paralysie de la vache après le part ne procède pas des centres nerveux, mais bien des extrémités nerveuses, tandis que la paralysie du cheval est le résultat d'une véritable congestion de la moelle ainsi que l'indique l'autopsie.

Sans nier toutefois qu'il puisse se présenter de véritables cas de congestion de la moelle dans l'espèce bovine, j'ai affirmé avoir fait quelques autopsies de vaches mortes de paralysie avant l'époque où j'appliquais l'hydrothérapie, et n'avoir découvert que des caillots décolorés dans les veines fémorales. La moelle épinière était intacte. »

Il existe du reste une connexité frappante entre la paralysie suite du part et la fièvre vitulaire ou puerpérale : l'une et l'autre se déclarent dans les mêmes conditions, et l'on pourrait affirmer sans exagération que la paraplégie est l'*affection localisée*, tandis que la fièvre vitulaire est la *maladie générale*.

Ce fait nous explique du reste, comment il est possible

H.   4

de prévoir la fièvre vitulaire, les causes initiales devant être cette sorte de stase sanguine précurseur de l'empoisonnement général.

Les symptômes de la paralysie suite du part sont univoques : la malade, soit avant le part, soit après, se déplace difficilement du train postérieur ; elle titube, tombe quelquefois, se relève difficilement ou même plus du tout. D'autres fois, c'est immédiatement après la mise bas que la paraplégie apparaît. Le sujet essaie en vain de se relever ; le train antérieur est sain, le train postérieur inerte. Le premier se relève, agit comme s'il était une unité propre.

Si la parturition s'est accomplie dans les conditions normales. Si surtout la digestion n'est pas entravée, la malade conserve un *facies* de bon augure ; elle mange, boit, rumine et par intervalles essaie de se relever.

Voilà les symptômes considérés sans les complications, sans les épiphénomènes.

D'autres formes de paraplégies peuvent se présenter :

1° Chez les sujets dont le part a été laborieux ;

2° Chez les vaches phthisiques ou profondément anémiques,

Dans le premier cas, il n'est pas rare de trouver des lésions graves sur la moelle, le bassin. Lorsque surtout le détroit pelvien est trop étroit pour livrer passage à un produit énorme, et que l'empirique du lieu s'est servi pour l'extraction du produit, soit d'une brouette renversée, soit d'un cheval, soit de toute la population virile d'une localité.

La paralysie dans ce cas est le résultat du traumatisme, du déchirement de la moelle épinière. Elle est chirurgicale et n'entre plus dans le cadre des paraplégies résultant directement de la pléthore, d'un état constitutionnel spécial.

Dans le deuxième cas, elle est le résultat d'une atonie générale, de l'épuisement complet de l'individu.

Et, dans l'un et l'autre de ces cas exceptionnels, l'*hydro-thérapie* est impuissante.

Les sujets du reste présentent toujours un aspect absolument différent. La maladie est générale, le facies mauvais. Le traitement de ces cas accidentels doit donc varier, et ne peut être soumis à une règle générale.

DU TRAITEMENT.

Lorsque la paraplégie suite du part se produit spontanément, après la délivrance, la première indication est la saignée : je la pratique toujours à la veine mammaire, comme dans le cas de fièvre vitulaire. (Le thrombus qui se forme presque constamment à la suite de cette saignée est sans aucune importance ; il disparaît en peu de temps par l'application de compresses à l'eau froide.)

L'application sur le train postérieur et les reins d'un sac de toile fréquemment trempé dans l'eau froide.

Enfin, à l'intérieur, un purgatif composé suivant la formule que j'ai indiquée depuis longtemps déjà :

Aloès soccotrin.	30 à 40 grammes.
Assa fœtida.	15 grammes.
Ammoniaque	5 gr.
Huile douce.	250 gr.
Eau bouillante.	500 gr.

On verse l'ammoniaque sur l'aloès pour le rendre soluble, on ajoute l'eau bouillante, et après avoir fortement agité le flacon, on incorpore l'assa fœtida et l'huile.

Je n'entrerai pas ici dans les détails que j'ai donnés sur l'effet remarquable produit par l'hydrothérapie. Les praticiens qui, depuis quelque dix ans, ont appliqué ma méthode, ont pu constater l'effet curatif puissant et rapide de ce procédé.

Bien des malades se relèvent d'emblée après deux heures de douches. Aucun insuccès n'est à appréhender. Les cas graves, exceptionnels, incurables par les autres procédés, exigent huit jours de douches. Mais toujours la guérison est certaine (1).

DE LA PARAPLÉGIE SUITE DE LA MISE BAS CHEZ LA JUMENT.

Cette maladie est relativement rare chez la jument. Je ne l'ai observée que trois fois. Je ne parle pas, bien entendu, de la *paralysie typhoïde* qui vient souvent compliquer l'avortement et qui est presque toujours mortelle.

Les cas que je mentionne se sont constamment produits chez des juments de gros trait, et dans les mêmes conditions que la paralysie suite du part chez la vache.

Une demi-heure, une heure après la venue du poulain, la jument chancelle sur le train postérieur et tombe en conservant un facies relativement indifférent. Elle fait de vains efforts pour se relever ; les membres postérieurs sont encore doués de sensibilité, ils s'agitent au moment où on les pique de la pointe du bistouri, mais la motilité semble détruite.

Je considère cet état comme un véritable engourdissement produit par la stase sanguine dans les gros vaisseaux veineux du train postérieur. Cet engourdissement pourrait à la longue devenir une paralysie véritable. L'expérience ne me permet ici qu'une simple supposition.

Le traitement suivant produit un effet salutaire et instantané :

(1) L'on ne doit jamais chercher à suspendre un animal qui ne sy prête pas.

1° Saignée franche aux saphènes ;

2° Suspendre l'animal immédiatement ;

3° Lui appliquer sur les reins des toiles fréquemment imbibées d'eau froide ;

4° Frictions sèches au train antérieur, ou repassage au fer chaud de toute la surface non humectée ;

5° Vin aromatique chaud.

Guérison absolue au bout d'une heure ou deux au plus.

DE LA PARALYSIE SUITE DU PART CHEZ LA TRUIE.

Depuis que je m'occupe de l'hydrothérapie appliquée au traitement de quelques affections chez nos animaux domestiques, j'ai constaté deux cas de paralysie du train postérieur chez la truie, survenus le lendemain de la mise bas.

J'ai fait appliquer avec succès dans l'un et l'autre cas l'eau froide en affusions sur la région lombaire, après avoir préalablement fait la section de la queue. Les deux sujets se sont relevés en peu de temps, le premier, après quatre heures de douches, le deuxième, après six heures.

RENVERSEMENT DE L'UTÉRUS CHEZ LA VACHE.

En suivant régulièrement l'ordre des maladies qu'engendre la parturition chez nos animaux domestiques, je me trouve amené à faire la description d'un accident assez fréquent dans tous les pays d'élevage : le renversement de l'utérus.

L'ouvrage classique de Cruzel donne, au sujet de cette affection chirurgicale, des détails qui ne laissent aucun doute sur les difficultés qu'ont dû éprouver, et qu'éprouvent encore annuellement les praticiens peu au courant des manipulations hydriatiques. Et je suis vraiment heureux de pouvoir décrire le procédé qui m'a donné, depuis longtemps déjà, des succès d'autant plus remarquables, qu'ils sont plus faciles à obtenir. L'hydrothérapie nous permet, en effet, de supprimer d'emblée la suture des lèvres de la vulve; les différents pessaires de Chabert, de Leblanc, l'encordement, le sac aux briques, placé en travers des reins, et les cent trucs dus au génie ou à l'embarras des praticiens.

Voici le procédé en peu de mots : que l'animal soit debout ou couché, que le renversement soit nouveau ou qu'il ait douze heures de date, je me procure un drap bien propre, dans lequel je place la portion herniée de l'utérus en faisant maintenir le tout par deux aides placés, l'un à droite, l'autre à gauche de l'organe renversé. Ce premier temps de l'opération terminé, j'inonde l'organe de 25 à 30 seaux d'eau froide, quelquefois 40 et 50, si le renversement est énorme, et, pendant cette irrigation, je débarrasse la matrice de tous les corps étrangers qui la souillent, des cotylédons prêts à se détacher, quelquefois même des membranes placentaires, si elles y sont encore adhérentes.

A mesure que l'irrigation s'effectue, *l'organe diminue de volume, presque à vue d'œil.*.

(Mon but n'est pas seulement de nettoyer et d'obtenir une rétraction de l'utérus qu'il me serait souvent possible de réduire sans le concours de l'eau, mais encore de l'insensibiliser momentanément et de refroidir la masse du sang.)

Lorsque l'utérus *est à point*, c'est-à-dire lorsque les phénomènes de rétraction l'ont réduit à un diamètre de 25 à 30 cent., je fais cesser l'irrigation et je soulève l'organe de façon à dégager le méat urinaire. Presque toujours, le sujet, impressionné par le froid, fait une émission d'urine. Aussitôt après cette émission d'urine, je procède à la réintégration de l'organe.

Dans cette opération encore, je ne procède pas comme l'indiquent Chabert et Leblanc : au lieu de saisir la corne de la matrice par son extrémité libre et d'exercer une pression du dehors en dedans, je saisis l'organe tout près de son point de sortie entre mes deux mains largement ouvertes ; je fais soulever le tout par les deux aides, de manière à ce que l'extrémité libre de la corne se trouve élevée au-dessus du niveau de la partie que je maintiens, et j'opère une pression modérée, de telle sorte que la partie de l'utérus la plus rapprochée de la vulve pénètre tout d'abord dans la cavité pelvienne. Ce premier résultat obtenu, l'opération complète de réintroduction se fait en moins de deux minutes et avec une facilité qui étonnera singulièrement les opérateurs qui employaient l'ancien système.

J'introduis ensuite franchement le bras dans l'utérus, et jusqu'au fond, pour lui faire prendre son développement complet. Je fais couvrir l'animal bien chaudement et lui administre une bouteille de vin aromatisé.

Jamais une vache, opérée de la sorte, ne cherche à repousser l'utérus, et le voudrait-elle qu'elle ne le pourrait pas parce que les *ligaments larges*, rétractés eux-mêmes par le froid, n'offrent plus, à ce moment, l'élasticité ni le développement voulus.

J'ai renouvelé cette opération une vingtaine de fois déjà, et je puis affirmer aux praticiens hésitants qui emploient aujourd'hui encore, pour le lavage de la matrice, du lait ou de l'eau tiède, que je n'ai jamais subi ni récidive, ni complications d'aucune sorte.

Chaque fois que l'opération est terminée, l'animal tremble, éprouve des frissons musculaires dont le vin chaud et quelques vigoureuses frictions sèches ont rapidement raison. J'ai opéré par ce procédé des renversements très graves, considérés même comme irréductibles par des praticiens expérimentés ; le succès a constamment couronné mes efforts.

Je ne saurais donc assez recommander ce système aux jeunes praticiens que cette opération effraie à juste titre, car il est simple et extraordinairement facile.

Pourquoi la réduction opérée sans cette précaution préalable détermine-t-elle des efforts expulsifs de l'animal ?

Je m'étonne que la cause qui provoque ces efforts n'ait pas fixé l'attention des praticiens. Au moment où elle est expulsée, la matrice continue à recevoir le sang artériel ; mais la circulation de retour s'effectuant difficilement, l'organe augmente de volume dans des proportions souvent effrayantes. Il est évident que si le praticien, employant les procédés que j'appellerai classiques, réussit à placer l'organe dans sa situation normale, cet organe exercera sur tout l'intestin, en raison même de son volume anormal, une pression considérable, agissant ainsi à la manière d'un corps étranger que l'animal cherche à expulser de nouveau.

En outre, l'organe allongé outre mesure, au lieu de s'étendre normalement dans la cavité qui lui est réservée, présente çà et là des replis qui s'opposent à la circulation de retour. Les pessaires deviennent souvent inutiles, et la suture des lèvres de la vulve se déchire sous l'influence des efforts que fait l'animal.

Par le procédé que j'indique, au contraire, la matrice est considérablement réduite de volume ; elle reprend sa position normale dans la cavité de l'abdomen, et, au bout d'un quart d'heure au plus, se débarrasse du trop plein, parce que les vaisseaux sanguins, ayant une direction naturelle, charrient le sang, à l'aller et au retour, avec la plus grande facilité.

Les dangers que pourrait provoquer le refroidissement sont nuls, et, pour le prouver, je citerai, outre le nombre assez considérable de cas que j'ai traités jusqu'à ce jour, cet autre fait de métrites aiguës, traitées chez la jument comme chez la vache, par l'irrigation continue dans l'organe pendant quatre jours chez la première, et pendant quinze jours chez la seconde, sans que ces sujets aient présenté jamais le moindre accident consécutif.

DU RENVERSEMENT DE L'UTÉRUS CHEZ LA JUMENT.

L'opération est la même. Dans certains cas, elle réussit très bien, surtout chez les vieilles juments portières. Mais lorsqu'il s'agit de jument primipares, je conseillerai toujours aux praticiens d'examiner avant tout le pouls et les muqueuses de la malade à son arrivée.

Si les muqueuses sont blanches, si le pouls est devenu vite et faible, c'est que le renversement de l'utérus est accompagné de déchirures internes, souvent même de la rupture des vaisseaux artériels et veineux propres à l'organe hernie.

Le sujet meurt de péritonite aiguë en quarante-huit heures ou bien d'une hémorrhagie interne en quatre ou six heures.

Dans ce cas, le praticien doit franchement prévenir le propriétaire de la gravité du cas et réduire néanmoins le renversement par la méthode ordinaire.

Dans cette affection surtout, les surprises agréables ou désagréables sont fréquentes. J'ai réduit pendant le cours de ma vie pratique bon nombre de renversements de l'utérus chez la jument. Toujours, l'état du pouls fut mon guide absolu dans le pronostic. On se réserverait bien des mécomptes, si l'on ne s'occupait que du facies général; car l'hémorrhagie interne laisse les sujets dans un état de calme absolument trompeur.

DU RENVERSEMENT DU RECTUM CHEZ LE CHEVAL.

Cette affection se produit assez rarement, et toujours chez de jeunes sujets échauffés par une alimentation trop riche à l'époque où les molaires de remplacement font leur évolution.

Au moment où le rectum fait hernie, la partie saillante a l'aspect normal ; puis, petit à petit, la circulation de retour ne s'effectuant plus, l'organe s'engorge, devient rouge foncé et acquiert en vingt-quatre heures le volume de la tête d'un homme. La muqueuse intestinale s'épaissit considérablement sous l'influence de l'étranglement ; elle perd petit à petit sa teinte rouge foncé pour devenir rose. Sa texture est alors délicate : elle offre à peine la résistance des exsudats.

L'animal ne souffre pas. Le pouls est à peine augmenté de quelques battements.

Traitement. — Malgré l'impression désagréable que produit toujours sur le jeune opérateur cette hernie du rectum, il ne doit pas hésiter un seul moment à appliquer des douches d'eau froide, sans toutefois dilacérer les tissus. Au bout d'une demi-heure, la hernie rectale a considérablement diminué de volume. Saisissant alors la partie de l'organe hernié avec les deux mains appliquées à plat ou, mieux encore, avec une serviette imbibée d'eau froide, il procède comme je l'ai indiqué pour la réduction de l'utérus.

Souvent les doigts s'enfoncent à 2 centimètres dans la portion gélatineuse, mais sans intéresser, pour cela, l'enveloppe musculaire de l'organe. Ce fait s'est présenté fatalement chaque fois que j'ai procédé à cette opération. Néanmoins je n'ai jamais eu d'accidents consécutifs.

La réintégration de l'organe se fait facilement. On continue les affusions d'eau froide sur l'anus; ou fait prendre au sujet une solution de sulfate de soude à 200 ou 250 grammes, et l'on est étonné de constater le lendemain ou le surlendemain, au moment où l'animal fait ses excréments, que la muqueuse que l'on craignait d'avoir gravement intéressée, présente son aspect normal.

DE LA MÉTRITE AIGUE CHEZ LA JUMENT

et des métastases qui peuvent se produire à la suite de la parturition.

La plupart des complications qui surviennent chez nos grands mammifères, à la suite de la mise bas, sont le résultat des conditions hygiéniques où les sujets se trouvent placés pendant la période de gestation. La pléthore devient cause prédisposante, mais la constitution chimique du sang est presque constamment la cause déterminante et aggravante de tout état maladif congestionnel ou inflammatoire.

Les principes du vitalisme hippocratique ont beau n'être plus de mode, les savants les plus superbes y reviennent sans cesse puiser les bases de leurs théories.

Le père de la doctrine humorale, faisait, au v° siècle, avant l'ère chrétienne, la synthèse de nos découvertes actuelles. Il confondait dans un mot simple (humeurs) les microbes actuels et l'urée.

Tout praticien qui étudie la maladie vers l'animal, qui observe les phénomènes pathologiques divers et les causes qui les déterminent, en arrive à cette philosophie que je vais résumer en peu de mots.

La machine animale a un but : *la production du mouvement.*

Un moyen : *l'absorption des aliments destinés à entretenir*

*les appareils divers qui produisent directement ou indirecte-
ment ce mouvement.*

Chez l'animal sauvage, ces fonctions, par suite d'une loi naturelle, sont parfaitement équilibrées et l'état de maladie extrêmement rare.

Chez l'animal soumis, au contraire, à la domestication depuis la création de l'homme, ces fonctions ont été modifiées, torturées de mille façons, suivant les besoins où les fantaisies du maître.

La loi naturelle étant enfreinte; les maladies sont plus fréquentes. Des affections nouvelles et inconnues portant le cachet des conditions artificielles de vie, apparaissent pendant le cours de chaque siècle. D'autres disparaissent par suite des mêmes causes.

Le bœuf est devenu par la domestication un réservoir de graisse, tandis qu'à l'état de nature, il est musculeux et maigre, vivant au jour le jour et faisant usage d'aliments à mesure qu'il en éprouve le besoin.

Le cheval jouera le même rôle avant un siècle. Mais provisoirement, il est une machine de traction ou de luxe, le muscle, chez lui, remplace les cellules adipeuses du bœuf.

Que l'un ou l'autre de ces grands mammifères soit employé à la reproduction de l'espèce et les conditions déjà anormales en raison de la domestication le deviennent de plus en plus en raison de la gestation. Je parle de la situation de ces animaux dans les régions où ils sont employés à la condition mixte : celle du travail, celle de la reproduction.

Or, qu'arrive-t-il, dans les pays agricoles, où l'on produit des élèves?

La jument, en gestation de six ou huit mois, est attelée à la charrue et travaille du matin au soir d'un labeur pénible pendant tout le courant des mois de février et mars.

Puis, elle est enfermée à l'écurie, souvent bien nourrie. Ses seuls mouvements se réduisent au lever et au coucher; quelquefois, un trajet de quelques mètres, pour se transporter à l'abreuvoir. Elle absorbe des quantités formidables d'aliments; son sang se charge d'éléments de désassimilation qui demanderaient de l'exercice pour être éliminés. La pléthore survient, c'est-à-dire une tendance imminente aux phénomènes congestionnels ou inflammatoires.

L'état de maladie sera d'autant plus grave pour une même forme que les éléments de désassimilation seront plus nombreux, et, sous cette influence, la fourbure, les tranchées, la métrite, la congestion de la moelle prendront une forme spéciale qui répondra à tous les traitements le mot : *quand même.*

Le traitement qui vous aura donné les meilleurs résultats, dans les mêmes maladies, appliqué à des sujets vivant dans des conditions différentes, sera impuissant ici. Et vous serez souvent désespérés en face de cette résistance tenace et irritante.

L'hydrothérapie seule vous donnera dans ces cas des résultats souvent merveilleux, parce que l'eau absorbée par la peau ou les muqueuses a le don de dissoudre les matières plastiques, de transformer l'urée en acide urique, et de servir de véhicule à ce trop plein délétère en l'entraînant vers les émonctoires naturels.

Dans les régions au contraire où l'élevage se fait accidentellement, ou par fantaisie, les maladies sont extrêmement rares. Je n'ai jamais constaté la métrite, la fourbure, la congestion intestinale, chez les juments soumises, jusqu'au dernier jour de leur période de gestation, au service de trait rapide ou lent. Dans le pays que j'habite (les Ardennes), certains éleveurs emploient leurs juments à des transports de bois ou de pierres, jusqu'à la veille de la mise bas. Ce travail pénible ne retentit aucunement sur la santé des animaux; bien au contraire, le part a lieu normalement, facilement. D'autres éleveurs, ceux du pays purement agricole, vivent dans un état d'appréhension continuel, il est rare qu'ils n'aient à déplorer annuellement quelque perte, et ces pertes sont en raison directe avec la richessse alibile des aliments.

On voit, au mois de mai, ces énormes juments poulinières, affligées d'œdèmes considérables aux membres, sous l'abdomen, respirant à peine, et se mouvant difficilement.

Lorsque le part est effectué, la quantité des éléments de désassimilation, *les humeurs, dirait Hippocrate*, dont l'animal doit se débarrasser sous peine de mort, est immense.

Une maladie critique existe, et ceux qui, à l'instar des praticiens, ont pu juger *de visu* de ces faits, s'écrieraient comme le médecin célèbre que j'ai cité dans cet ouvrage : « Décidément, il n'en faut plus douter, les crises existent ». C'est-à-dire cette tendance de la nature animale à rejeter au dehors de l'organisme les éléments impurs ou en excès.

Elles se traduisent par une congestion ou une inflammation d'organes spéciaux tels que l'intestin, la moelle épinière, les tissus du pied, la matrice.

J'ai vu souvent cet état de maladie prendre, malgré les saignées et les purgatifs employés, plusieurs de ces formes.

L'un des cas les plus curieux est le suivant, dont la relation me servira de base pour la description des autres :

Jument ardennaise, forte taille, appartenant à M. Berger. (*La Neuville.*)

Cette jument était restée pendant un mois en stabulation permanente. Très bien nourrie du reste. Elle fit son poulain en avril 1879. Le part eut lieu normalement, et sans aucun secours.

Deux heures après, je fus appelé pour la traiter de tranchées violentes. (Congestion intestinale.)

Traitement. Saignée à la jugulaire, 5 kilogr., potion calmante, frictions d'essence de térébenthine aux membres. Guérison obtenue après six heures du début.

Le soir du premier jour, l'animal semble revenir à la santé, il mange de la paille et prend un léger barbottage.

Le lendemain, métrite aiguë, efforts expulsifs violents, sensibilité des reins, pouls fiévreux, rapide et fort, œil inquiet, douleurs violentes.

(Le délivre s'était décollé complétement quelques heures après le part.)

L'exploration de la matrice donne à la main une sensation de chaleur si forte, qu'il m'est impossible de la supporter plus de deux minutes.

Saignée nouvelle de 3 kilogr. aux veines saphènes, purgatif alcalin.

Les douleurs augmentent vers le soir et deviennent si considérables que l'animal s'irrite quand on l'approche. Les efforts expulsifs augmentent d'intensité et ne cessent plus un instant.

J'introduis au fond de la matrice, faute de tube de caoutchouc, un soufflet d'âtre, et au moyen d'une seringue à petite canule, je fais des injections répétées d'eau froide au fond de l'organe. L'appareil fonctionne à merveille.

Cette irrigation dure toute la nuit. Le lendemain, les efforts expulsifs ont cessé, de même que la fièvre et la douleur. La jument paraît calme. Elle se couche dans la journée.

Lorsqu'on la fait relever le soir, elle se tient à peine sur ses jambes; une fourbure violente a succédé à la métrite.

Saignée nouvelle en pinces et à la jugulaire. Irrigations continues des pieds pendant 8 jours. Guérison.

Nota. — Cette jument n'a pas eu de lait, ses mamelles sont restées flasques et l'on dut élever le poulain au lait de vaches.

Voilà assurément une succession de métastases qui indiquent une tendance acharnée de l'organisme vers l'état inflammatoire. Il est évident que l'état du sang jouait le grand rôle dans cette succession d'états pathologiques graves, et que les saignées seules, si violentes que j'aie pu les faire, m'eussent laissé désarmé.

Je cite ce cas comme exceptionnel, mais il arrive journellement, dans les pays d'élevage, qu'une congestion intestinale, traitée par la saignée, se traduit du jour au lendemain par une fourbure.

De la fourbure. — Le traitement spécial de la fourbure consiste dans la combinaison de la saignée en pinces (artérotomie), et de l'irrigation continue appliquée aux membres antérieurs.

Elle se guérit facilement en quarante-huit heures, par ces moyens, lorsqu'elle est le résultat de la fatigue, ou de l'absorption accidentelle d'une quantité trop considérable de graminées (blé ou avoine).

Mais la fourbure consécutive à la mise bas est souvent très tenace, quelquefois incurable, parce qu'elle passe à l'état chronique.

Il m'est arrivé de faire, en quarante-huit heures, à une forte jument de trait, à partir du lendemain de la mise bas, des émissions sanguines successives et exagérées (20 kilogr.). M. Durot, maire d'Autheny), d'appliquer à cette même jument, un mois de douches, de cataplasmes émollients, sans obtenir le moindre résultat.

L'animal dût être abattu en dernier ressort, la troisième phalange ayant fait saillie à travers la sole.

Mais un procédé qui m'a donné fréquemment de bons résultats, *c'est l'irrigation continue à l'eau tiède* (30"). Les sujets ressentent immédiatement un bien-être général qui se traduit après quelques heures déjà, par une grande facilité des mouvements, et la guérison souvent rapide.

DE LA MÉTRITE ET DES SUITES DE LA NON-DÉLIVRANCE CHEZ LA VACHE

Chaque fois que la métrite est récente, l'irrigation continue, combinée à la saignée, donne des résultats excellents.

J'applique la saignée à la veine mammaire, quoique ce point d'élection soit absolument une question d'habitude.

Quant à l'irrigation continue : un tube de caoutchouc de 1 centimètre de diamètre est fixé dans la matrice. Le museau de tanche est encore béant au moment où la maladie se déclare. Le tube de caoutchouc communique vers sa partie libre avec un tonneau ou un simple baquet d'eau froide.

La fièvre, de même que la congestion et les douleurs disparaissent en 24 heures.

Lorsque le délivre est parti incomplétement, que la muqueuse vaginale est le siège d'érosions considérables et douloureuses, en raison de leur contact avec les liquides impurs que contient l'organe, l'irrigation continue donne encore des résultats absolus. Le danger de l'irrigation est nul. J'ai soumis tout récemment encore une vache de pâture à 15 jours de ce traitement, sans qu'elle ait manifesté d'autre symptôme qu'un sentiment de calme et de satisfaction.

Cette vache, qui, depuis son arrivée à l'herbage, faisait des efforts expulsifs violents, est aujourd'hui guérie.

H.   5

DE LA MAMMITE AIGUE.

Cette affection se déclare assez communément dans les régions où l'on s'adonne à l'élevage des vaches laitières de bonne race. Elle a pour causes prédisposantes l'état pléthorique des sujets et se déclare tantôt chez les vaches qui viennent de mettre bas, quelques jours après la parturition, tantôt chez les vaches qui ont cessé depuis longtemps d'être soumises à la lactation, lorsqu'on les place dans un herbage trop riche. Les symptômes, dans les deux cas, ne sont pas absolument les mêmes.

Chez la vache arrivée au dernier terme de la gestation, il se produit *normalement* un état congestionnel de tout le pis, qu'il ne faut pas confondre avec la mammite. Lorsqu'on a fait teter le veau, ou que l'on a débarrassé les mamelles de leur lait pendant quelques jours, cet état congestionnel se résout naturellement. Quelquefois même, cet engorgement ne se produit pas du tout et le lait arrive d'emblée sans préparation, surtout chez les vaches d'âge.

D'autrefois, les glandes mammaires deviennent tout à coup fort sensibles au toucher, les trayons deviennent chauds, tout l'organe, considéré dans son ensemble, est dur au toucher.

Une fièvre intense se déclare; le sujet perd l'appétit, ne rumine plus, ou rarement.

Les mouvements des membres postérieurs deviennent difficiles au point de tromper le praticien sur la nature véritable de la maladie et de lui faire croire à l'existence d'une paraplégie à son début.

Le lait, qui était blanc porcelaine, devient blafard, s'épaissit, présente même dans les cas graves des stries sanguines, puis devient du pus.

Quelquefois une seule glande est atteinte, d'autres fois les deux du même côté, rarement les quatre à la fois. Celles qui ne sont pas malades continuent à sécréter du lait comme à l'état normal, moins cependant comme quantité. *C'est la mammite suite du part.* Cruzel l'attribue à tort aux chocs que fait éprouver au pis le jeune veau au moment du teter.

Dans les Ardennes, j'ai constaté fréquemment la mammite chez des sujets dont on élève les veaux à l'écart en leur donnant le lait préalablement trait à la main.

La mammite se produit sans causes déterminantes appréciables, mais toujours avec cette cause prédisposante, la *pléthore*.

Elle peut être le résultat d'une morsure de chien, d'un accident quelconque, mais toujours alors elle reste localisée.

La mammite peut se déclarer aussi chez des vaches mises au pâturage en vue de l'engraissement. Elle est toujours grave dans ce cas.

Je l'ai constatée sous une véritable forme épidémique dans ces dernières années qui furent humides.

Elle peut se produire à toutes les périodes de l'engraissement à l'herbage, si, après quelque temps de sécheresse, il survient tout à coup des pluies qui provoquent une poussée vigoureuse de l'herbe.

C'est là une forme singulière de la mammite et qui, je crois, n'a pas encore été citée.

Nul n'ignore en effet, qu'aussitôt la mise à l'herbage des vaches, dans un but d'engraissement, on sèche les laitières, c'est-à-dire, qu'on tarit absolument la sécrétion du lait dans le but d'amener insensiblement l'organisme à transformer le trop plein en muscle et en graisse.

Le mode ordinaire employé, consiste à pratiquer une forte saignée et à faire boire à l'animal soit du vinaigre, soit une solution de 100 à 200 grammes de sel de nitre.

Les mamelles après s'être engorgées pendant une semaine ou deux deviennent flasques et ne donnent plus de lait du tout. Leur volume est considérablement réduit à ce moment.

Or, dans le cas où l'animal vient à absorber sous les influences que j'ai cités plus haut, une quantité considérable d'aliments herbacés subitement sortis de terre sous l'influence d'une pluie, on constate tout à coup un retour à la production du lait, une tendance des mamelles à sécréter le liquide qu'elles avaient cessé de produire depuis plusieurs mois.

Le pis s'engorge, devient douloureux au toucher. Un quartier ou deux s'enflamment et produisent au lieu de lait un pus abondant et infect. Les animaux se meuvent difficilement parce que l'organe malade est foulé par le mouvement des cuisses; ils maigrissent à vue d'œil; quelquefois même la gangrène survient; toute la partie malade de l'organe se détache de la masse et s'élimine par les ouvertures que l'on pratique dans le but de faire écouler le pus, la perte est alors considérable, parce que la plus value qu'avaient acquise les animaux se fond à vue d'œil. Cette perte est couramment de 200 à 250 francs par chaque sujet.

Traitement. — Pendant plusieurs années j'employais la saignée à la sous-cutanée abdominale; le débridement à la base du trayon en cas d'abcès et l'application d'une pommade faite d'axonge, d'éther et de camphre.

Les résultats obtenus étaient quelquefois très bons, j'éprouvais aussi des déboires.

J'eus l'idée, il y a quelques années, d'employer les affusions d'eau froide, au lieu de continuer l'application de ma pommade. Les résultats furent si surprenants, que j'emploie aujourd'hui ce système invariablement.

Aussitôt après avoir fait la saignée, je fais appliquer

d'une façon continue, sur toute la mamelle, une serviette fréquemment trempée dans l'eau froide.

Le procédé n'a qu'un inconvénient au point de vue pécuniaire. *C'est de guérir trop vite.*

Les mammites les plus graves, les plus douloureuses, se résolvent souvent en une nuit de douches.

Le pis se dégorge, perd sa sensibilité du jour au lendemain.

Tandis que, traitées par d'autres procédés et fort soigneusement, elles deviennent souvent chroniques et se terminent par l'induration ou la perte absolue du trayon correspondant.

Je cite là des faits pratiques garantis par l'expérience

CHAPITRE II.

DU TRAITEMENT HYDROTHÉRAPIQUE DE QUELQUES AFFECTIONS GRAVES N'AYANT PAS TRAIT A LA GESTATION.

DU VERTIGE ESSENTIEL ET DU VERTIGE ABDOMINAL CHEZ LE CHEVAL.

A quelque cause que l'on puisse attribuer le vertige essentiel, le procédé de traitement le plus efficace, celui qui donne les résultats les plus immédiats est, sans contredit, l'application de douches.

Il m'est arrivé maintes fois de les appliquer non seulement sur le crâne, mais encore sur le dos et les côtes, immédiatement après avoir pratiqué une vaste saignée, proportionnée du reste à la taille des sujets.

Les purgatifs drastiques sont encore ici d'une grande utilité, en ce qu'ils agissent comme dérivatifs.

Souvent, les douches seules, violemment appliquées dès le début de l'affection, sont suffisantes pour calmer cette irritation.

Les lavements froids produisent le meilleur effet.

La mode de saignée le plus utile, dans ce cas, consiste dans la section d'une partie de la queue.

La déplétion sanguine se produit graduellement, et lorsque surtout cette saignée est faite concurremment avec l'irrigation, dans le même intervalle, on voit les accès s'éloigner et le calme renaître souvent au bout de deux heures.

Hurtrel, d'Arboval, enseigne du reste ce traitement et conseille les saignées successives.

PARALYSIE INTESTINALE; MÉTÉORISATION CHEZ LE CHEVAL.

Cette forme de l'indigestion intestinale n'est pas commune, à vrai dire, mais on l'observe un peu partout en France. Les causes de cette maladie sont à peu près inconnues, ou plutôt mal définies. L'alimentation, comme la température, jouent le rôle principal dans le développement de cette singulière maladie. L'âge n'y est pour rien, car j'ai traité cette forme d'indigestion chez des juments adultes de même que chez des poulains de 1 ou 2 ans.

Les symptômes sont toujours les mêmes : légères coliques au début ; moments d'accalmie ; gonflement du flanc gauche.

Coliques plus violentes, œil hagard, pouls vite, mais faible, ballonnement général, chutes violentes sur le sol, asphyxie.

L'effet immédiat de cette affection est la paralysie de

tout le système nerveux intestinal produite par le développement des gaz hydrogènes carbonés.

Le traitement unique en pareil cas consiste dans l'application sur le corps du malade d'un drap fréquemment trempé dans l'eau froide, et dans l'administration de lavements forcés du même liquide.

La maladie est incurable par tout autre moyen. Que vous fassiez ingurgiter au cheval de l'alcool, des digestifs; que vous lui donniez des lavements tièdes contenant quoi que ce soit, l'intestin se montre rebelle. Vous n'obtiendrez pas l'ombre d'une matière excrémentitielle.

Au contraire, la maladie s'aggrave chaque fois que vous administrez une drogue nouvelle, et, après vingt-quatre heures de soins, vous inscrivez une victime de plus sur votre carnet.

Tous les praticiens qui auront eu la malchance de rencontrer un cas semblable et qui n'auront pas fait d'hydrothérapie, seront de mon avis.

Ce procédé de traitement est d'ailleurs du domaine de l'empirisme. Peut-être même n'eussé-je jamais songé à l'appliquer s'il ne m'avait été donné d'en admirer les résultats après l'application qui en fut faite sous mes yeux par un empirique.

Il est évident que l'action de l'eau froide est due ici à sa température et à l'absorption de ce liquide par la peau. Le système nerveux intestinal est subitement éveillé au moment où il allait devenir impuissant. Les gaz contenus dans le cæcum et le côlon sont condensés, liquifiés en partie, l'asphyxie qui était imminente pour toutes les causes réunies est évitée et la digestion reprend son cours normal.

DU CORIZA GANGRENEUX CHEZ LE BŒUF.

Cette maladie est l'une des plus graves qui puissent attaquer l'espèce bovine. Sa nature est connue : c'est une inflammation suraiguë de la muqueuse pituitaire revêtant tôt ou tard la forme gangreneuse et se terminant communément par la mort, rarement par la résolution.

Causes. Les causes qui la provoquent sont toujours les mêmes : un courant d'air vif ; un refroidissement brusque.

La maladie n'est pas contagieuse et cependant elle peut revêtir la forme épidémique.

Symptômes. Les symptômes sont variables suivant les périodes où l'on examine les malades.

Voici en peu de mots ceux que j'ai observés récemment chez deux sujets guéris par la méthode hydrothérapique.

PREMIER SUJET.

Vache hollandaise, forte taille, 6 ans, appartenant à M. X..., de Saint-Marceau. La malade, huit jours avant ma visite, a fait très vivement, étant fraîche vêlée, un voyage de 12 kilomètres derrière une voiture qui contenait son veau. Pendant ce trajet elle a reçu une forte giboulée.

Le lendemain de son arrivée à l'écurie, elle semble triste et mange fort peu.

Le propriétaire ne s'inquiéte pas de ces symptômes qu'il attribue à la disparition du veau.

Les symptômes vont s'aggravant jusqu'au huitième jour.

Au moment de ma première visisite, l'animal vient de tomber subitement comme étourdi. On le relève et je constate une fièvre violente ; un jetage visqueux très abondant aux deux narines. L'œil est trouble, larmoyant ; le mufle est appuyé contre terre et la langue enlève, aussitôt qu'elles se produisent, les viscosités qui s'échappent des narines.

Les ailes du nez sont déjà le siège d'érosions ; les mouvements du flanc sont accélérés ; les reins sont d'une sensibilité outrée ; l'animal titube quand j'essaie de la déplacer, je crains une chute imminente.

Traitement : 1° purgatif suivant ma formule ; 2° douches d'eau froide autour des cornes frontales et sur le crâne ; 3° frictions sèches et continues sur les extrémités et les reins.

Après douze heures de douches, le sujet va beaucoup mieux. Le facies est meilleur, la tendance aux étourdissements a disparu. Par mesure de précaution, et dans la crainte d'un contre-coup sur les organes respiratoires, je ne fais appliquer les douches que de deux en deux heures.

Fumigations de goudron végétal.

Troisième jour, guérison absolue.

J'oubliais de dire que, *toujours*, dans cette maladie, les *excréments* sont caractéristiques. On constate que la digestion des aliments se fait incomplètement et l'on trouve dans les excréments des grands brins de paille, de foin et de grains qui n'ont pas été soumis à la rumination.

DEUXIÈME CAS.

Vache belge, âgée de 4 ans, du poids environ de 250 kilos. Appartenant à M. X. E. Trépigny.

L'animal refuse le manger depuis deux jours ; la rumination est interrompue ; la respiration semble gênée ; les naseaux sont enduits d'un jetage visqueux que l'animal enlève du bout de sa langue.

La démarche chancelante indique des troubles cérébraux

qui sont le caractère pathognomonique du coryza gangreneux.

L'œil est gonflé, larmoyant.

Traitement : Douches continues sur le cerveau, la région frontale ; fumigations de goudron continues et modérées ; à l'intérieur, purgatif suivant la formule.

Le lendemain, saignée à la veine saphène, continuation
du traitement de la veille.

Pendant les huit jours suivants, le jetage s'épaissit beaucoup, devient extrêmement fétide ; sa teinte est jaunâtre,
parsemée de stries sanguines. L'irrigation fait disparaître
les troubles cérébraux : l'appétit revient petit à petit.

Le dixième jour, j'ordonne des injections franches par
les voies nasales et trois fois par jour du médicament suivant :

> Teinture d'iode............ 20 grammes.
> Iodure de potassium........   2   —
> Eau distillée............... 500   —

Le jetage diminue ; l'appétit devient ferme et la rumination régulière.

Le quinzième jour tout symptôme a disparu.

L'amaigrissement, dans les cas graves comme celui que
je viens de citer est souvent considérable. Certains animaux perdent 8 à 10 kilos de leur poids vif par jour.
Lorsque la forme de la maladie est franchement gangreneuse, elle tue rapidement les sujets. Ce fait d'ailleurs est
général dans les cas de gangrène, quels qu'ils soient, lorsque la mortification atteint les tissus de la tête ; par suite,
sans doute, de leur rapport de contiguïté avec les enveloppes du cerveau, il se produit en peu de temps des accidents
graves sur les centres nerveux. La richesse d'organisation
de la tête n'est pas étrangère non plus à ce phénomène.
J'ai vu mourir un cheval en trente-six heures d'un cas de

gangrène de la tête, à la suite d'une fracture comminutive de l'os lacrymal, produite par une pierre lancée fortement.

L'irrigation continue, ou plutôt les douches appliquées sur la région cervicale, sur les cornes, offrent un moyen puissant de dérivation.

J'ai la certitude que les deux cas que je viens de rapporter se fussent terminés l'un et l'autre par la mort si j'avais employé les procédés classiques. J'en parle par expérience.

Il arrive, pendant le cours du traitement hydrothérapique du coryza gangreneux que l'animal tousse. Par mesure de précaution, je fais appliquer des deux côtés de la poitrine et sur la gorge une friction de feu liquide ou d'un révulsif quelconque. En outre, après avoir préalablement recouvert mon malade de toiles, je le *repasse* de temps à autre au moyen d'un fer à repasser porté à une haute température.

Ce moyen est un adjuvant de la plus haute importance.

Le procédé de traitement que j'indique au sujet du coryza gangreneux est tout nouveau.

Si le coryza ordinaire du bœuf est une affection bénigne, il est au contraire une maladie des plus graves lorsqu'il revêt la forme gangreneuse. Cruzel le dit incurable, et je ne suis nullement étonné de cet aveu d'impuissance, ayant subi personnellement des pertes fréquentes avant l'application des douches comme base de traitement.

ANASARQUE.

Cette maladie est relativement rare.

Les deux cas qu'il m'a été donné de traiter pendant dix années de pratique s'étaient développés dans les mêmes conditions, chez des juments de quatre et six ans qui avaient passé la nuit au pâturage vers l'arrière-saison (octobre).

Le froid humide semble être la cause déterminante de l'anasarque.

Les symptômes sont généralement les mêmes; mais la marche de l'affection peut être rapide ou lente.

Une plaque œdémateuse se produit sur le bout du nez, envahit le chanfrein, les lèvres inférieures, les paupières et donne bientôt à la tête un aspect difforme.

Cet envahissement se produit graduellement et d'autant plus vite que les sujets sont d'un tempérament plus sanguin.

Chez le premier sujet que j'ai traité de l'anasarque, six heures environ après le début de l'affection, la tête était déjà énorme. (M. Meunier de Goncelin).

Chez le second (Lebas Éteignères), le bout du nez et le chanfrein présentaient seuls l'engorgement; les paupières commençaient à gonfler. Le début de la maladie datait de douze heures au moins.

Le premier était une jument de demi-sang, le second une jument de gros trait.

Dans l'un et l'autre cas, je pratiquai une saignée abondante (8 litres) et je fis appliquer des douches d'eau froide sur les régions envahies.

A l'intérieur, du café noir alcoolisé et chaud. Quelques litres à deux heures d'intervalle.

Frictions sèches sur toute la surface du corps.

La jument de sang guérit six heures après la saignée et les douches. La jument commune ne guérit qu'en quarante-huit heures avec un traitement cependant identique.

L'eau agit dans ce cas particulier comme tonifiant; elle excite les nerfs vaso-moteurs qui semblent ne plus diriger la circulation ; mais il est indispensable de l'appliquer en *affusions* ou en *douches intermittentes*, l'irrigation en nappe sur la surface malade, tout en produisant un effet primitif incontestable pourrait amener une sédation trop forte.

L'anasarque, en effet, n'est pas une inflammation, mais bien le résultat d'un relâchement des fonctions nerveuses.

Je regrette de n'avoir que ces exemples à citer ; toutefois en raison même de la résolution rapide que j'ai obtenue pour ces trois facteurs ou traitement : *saignée abondante, douches, café noir*, il m'est permis de conclure que dans ce cas encore l'eau froide joue un rôle important.

ENGORGEMENT GANGRÉNEUX RÉSULTANT DE L'INOCULATION DU VIRUS DE LA PÉRIPNEUMONIE.

Aujourd'hui encore le doute est à l'ordre du jour, sur les effets que produit l'inoculation du virus de la péripneumonie, comme moyen préservatif de cette maladie. Si jamais j'ai regretté de n'avoir pas *un nom* pour appuyer mes dires, c'est bien au sujet de cette question importante.

J'écrivais à ce sujet en 1878, un article dans les *Archives vétérinaires* dont voici les conclusions :

1° Lorsqu'on soumet à l'inoculation péripneumonique les sujets d'une étable, l'opération se fait toujours dans les deux conditions suivantes :

Ou bien un ou plusieurs cas de péripneumonie se sont déjà déclarés ;

Ou bien l'écurie est indemne.

Dans le deuxième cas, si l'inoculation est pratiquée à l'extrémité de la queue, il se présente chez tous les sujets, généralement, et dans la huitaine, un engorgement de dix à douze centimètres de longueur, d'un volume double de celui de l'extrémité de l'organe.

Dans le premier cas, au contraire, certains sujets présentent l'engorgement, d'autres y sont réfractaires.

Et, j'établis en principe cette vérité : *que si la péripneumonie sévit dans une région, dans une localité, ou dans une étable, jamais un sujet n'en est atteint, qui présente cet engorgement, après l'inoculation.*

En outre, que les sujets réfractaires sont, ou bien atteints de péripneumonie à l'état latent ou bien possèdent l'*immunité*.

J'ai pratiqué jusqu'à ce jour l'inoculation à plus de cinq cents sujets de l'espèce bovine, et toujours j'en suis arrivé à cette conclusion : *que l'animal chez lequel l'opérateur obtient l'engorgement caractéristique est un animal sauvé.*

J'ai provoqué dans l'arrondissement de Rocroi, la première application de la loi de 1881, sur un troupeau de quarante bœufs parmi lesquels sévissait la maladie depuis un mois.

Après avoir pratiqué l'inoculation avec le concours de M. Lebègue, vétérinaire départemental, nous constatâmes un résultat incomplet : certains sujets furent réfractaires à l'inoculation ; d'autres présentèrent vers le huitième jour l'engorgement caractéristique ; pas un de ceux ci ne mourut, tandis que nous fîmes l'autopsie de six sujets du groupe réfractaires à l'inoculation.

J'ai toujours pratiqué l'inoculation à l'extrémité de la queue au moyen de l'aiguille canelée, enduite d'une légère quantité de liquide pris au sein de l'exsudat pulmonaire, immédiatement après la mort.

Les deux engorgements gangréneux que j'ai vus se produire ont disparu par l'application des douches pendant douze et vingt-quatre heures.

L'un d'eux particulièrement observé chez M. Méry (Gué d'Hossus), avait envahi la croupe et semblait devoir être rapidement mortel.

Ce sujet guérit après une journée et une nuit d'irrigations à l'eau froide.

GANGRÈNE DIGITALE DU BŒUF.

Depuis quelque vingt années, le sol dans les régions du nord de la France a subi des transformations considérables.

La cherté de la main d'œuvre, le peu de valeur relative des blés ont amené petit à petit les agriculteurs à créer des pâturages partout où le sol se prêtait à la transformation.

Au printemps, l'on introduit dans les herbages, des bœufs et des vaches maigres qu'on livre à la consommation vers la fin de l'année, lorsque ces animaux sont gras.

Cette industrie nouvelle est aujourd'hui tellement répandue, qu'elle nécessite des déplacements considérables de bétail. Il n'est pas rare de trouver dans les pâturages de l'Aisne, du Nord ou des Ardennes des types bretons, belges, hollandais.

Les marchands achètent au loin leur stock de marchandise. Ils transportent le bétail en chemin de fer d'abord, et lui font rejoindre à pied les grands centres où s'effectuent les foires.

Souvent des bœufs, et des vaches laitières qui n'ont jamais fait le moindre trajet, sont condamnés à des marches forcées de 60 et même de 100 kilomètres en deux jours.

La sole est usée en peu de temps, les tissus du pied n'étant plus préservés, sont écrasés par le poids du corps;

les animaux sont d'abord fourbus et souffrent tellement qu'ils refusent de se lever. Ils ne mangent plus, se plaignent quand on les approche et maigrissent à vue d'œil. Certains même périssent en peu de temps : J'ai vu périr en deux heures, par la gangrène ascendante une vache de 6 ans achetée la veille (M. Lesieur-Maubert). Le sujet était, au moment de l'acquisition, simplement boiteux de fatigue. Il avait fait 40 kilomètres la veille, les soles des membres antérieurs étaient usées, réduites au volume d'une feuille de papier. Le lendemain les boulets s'engorgèrent, la malade prit la fièvre, refusa le manger. L'extrémité inférieure de la jambe droite enfla à vue d'œil, et, pendant le temps que mit le propriétaire à venir me demander, le sujet mourut subitement.

A l'autopsie, je constatai que les lymphatiques du membre correspondant étaient devenus rouge sombre, presque noirs, jusque dans la cavité pectorale. Les tissus du pied étaient décomposés, le sang boueux.

Traitement. — L'irrigation continue, appliquée dans ces cas, est le remède par excellence. Lorsque les animaux, épuisés de fatigue et de douleur, refusent de se lever, on leur entoure les membres jusqu'aux articulations des boulets avec de l'étoupe, et l'on charge une personne de verser continuellement de l'eau fraîche sur les points malades.

Ce procédé simple est le seul qui puisse éviter non seulement des frais considérables mais encore la mort du sujet.

APOPLEXIE PULMONAIRE. COUP DE CHALEUR.

Quelquefois, en été, par les chaleurs de juillet et août, les animaux de l'espèce bovine se trouvent pris tout à coup d'un malaise général qu'on désigne vulgairement sous le nom de *coup de chaleur.*

J'ai traité à plusieurs reprises des vaches grasses et fortement pléthoriques de cette affection.

La température ambiante, le manque d'eau dans les herbages et la pléthore peuvent être considérés comme les causes véritables de cette affection qui ne manque pas d'être très dangereuse lorsque le vétérinaire est appelé tardivement à la traiter.

Il est probable que l'évaporation cutanée enlevant au sang une grande partie de ses principes aqueux, le liquide circulatoire, à un moment donné, devient trop plastique et détermine chez les malades des symptômes ayant une grande analogie avec l'asphyxie. L'œil est hagard; la respiration vive et saccadée ; le pouls rapide et faible.

Le sujet reste debout pendant les premières phases de la maladie, puis il se campe, se soutient à peine et tombe souvent pour ne plus se relever.

Je suis loin d'admettre avec Cruzel une analogie vraie de cette affection avec la congestion pulmonaire. Le *coup de chaleur* est une maladie spéciale du sang, qui se guérit souvent au bout de deux heures, tandis que la congestion pulmonaire est une affection locale qui ne peut se résoudre que lentement.

Traitement. — Lorsqu'un sujet est pris de chaleur, la première indication consiste à lui étendre sur le dos un drap imbibé fréquemment d'eau fraîche, ainsi qu'une serviette autour des cornes frontales.

Lorsque le sujet est sorti de sa torpeur, c'est-à-dire, au bout de quinze à vingt minutes, on pratique une saignée aux saphènes.

Il est prudent de ne pratiquer la saignée qu'après avoir activé la circulation par l'eau froide; souvent, il suffit d'une heure ou deux de ce traitement pour voir disparaître les symptômes graves que présentait l'animal et prévenir les dangers d'asphyxie.

H.   6

Je doute que dans la congestion pulmonaire franche ce traitement produise le même effet, quoique Cruzel le conseille dans l'un et l'autre cas.

DES PLAIES EN GÉNÉRAL.

La légende est connue de ce meunier qui sauva la vie à des soldats blessés en employant l'eau de source.

Parmi les surprises les plus émouvantes que je dois à l'emploi de l'eau froide, je citerai la cure d'un enfant de trois ans, tombé accidentellement sur un tesson de bouteille, de telle sorte que la peau du front avait été coupée nettement sur une longueur de 5 centimètres de haut en bas. L'os frontal était à nu, l'hémorrhagie faible, mais la plaie était effrayante à voir. Je passai une nuit entière à appliquer sur la blessure une serviette fine constamment imbibée d'eau fraîche; le lendemain je fus étonné de voir la plaie disparue, ses lèvres soudées et l'enfant guéri. Je fis néanmoins appliquer, huit jours durant, un sachet imbibé d'eau sur la région, mais il fut impossible, au bout de ce laps de temps, de constater la moindre trace d'un accident qui, dès l'abord, m'avait fortement effrayé.

Les plaies du cheval, en raison de la tendance de son organisme à la pyohémie, se guérissent moins vite, moins parfaitement; mais les plus graves d'entre elles cèdent toujours devant l'hydrothérapie, à part cependant les plaies articulaires, les *arthrites traumatiques*. Je reviendrai à ce sujet sous peu.

Il est rare qu'une plaie pénétrante se cicatrise par première intention chez les solipèdes. Cette cicatrisation s'obtient plus facilement chez les ruminants. J'ai vu de grands délabrements produits, accidentellement chez la vache ou le bœuf, arriver à la cicatrisation parfaite en peu de temps. Toujours, dans l'un et l'autre cas, j'ai employé l'irrigation continue ou les douches d'eau froide.

On peut établir, en règle générale, que toute plaie, de quelque nature qu'elle soit, doit être traitée par l'hydrothérapie.

M. le professeur Trasbot ayant savamment traité la question de l'irrigation continue appliquée au traitement des affections du pied, comme à celles du garrot, j'éviterai de copier son travail, n'ayant rien à y ajouter du reste.

Les différentes formes de javarts, cartilagineux, tendineux, cutanés, le clou de rue, l'échauffement de la sole qui résistent souvent aux procédés thérapeutiques les plus perfectionnés, de même que les plaies pénétrantes, produites accidentellement au poitrail ou sur les différentes surfaces du corps, ne se guérissent économiquement et vite que par l'eau froide.

Le mode d'application varie nécessairement avec le point malade.

Comme je le disais précédemment, la mission du praticien est toujours facile; il suffit qu'un courant d'eau, établi n'importe comment au moyen d'un tube de caoutchouc, vienne constamment humecter les surfaces malades et y maintenir une température modérée qui s'oppose à l'inflammation; la nature fait le reste.

DES PIQURES DE LA RÉGION SCAPULO HUMÉRALE CHEZ LE CHEVAL.

A part les piqûres intéressant directement les membranes synoviales, je n'en connais pas de plus graves, dans leurs résultats, que celles produites aux environs de l'articulation scapulo-humérale, ou sur la face externe et supérieure de l'avant-bras. Presque fatalement, des accidents gangréneux viennent compliquer le mal au bout de deux ou trois jours, et, pour peu que l'irrigation continue tarde à être appliquée, le sujet est perdu.

Il est probable que les aponévroses très résistantes qui entourent les muscles de cette région, offrent un obstacle à l'inflammation et deviennent la cause principale de la gangrène.

Dans la plupart des cas, ces piqûres sont produites par des éclisses de bois, ou des pointes non rabattues dans les boxes ou les séparations.

Le cheval se frotte l'encolure et l'épaule contre les parois de son écurie, les démangeaisons deviennent plus vives, et pour peu qu'une pointe fasse saillie, ou que le bois soit mal rabotté, l'animal se blesse.

L'ouverture de la plaie reste souvent invisible, l'inflammation profonde se produit. L'animal, dès les premiers jours, semble inquiet et, bientôt, il peut mouvoir à peine le membre blessé. Il résiste quand on le force à se déplacer, se défend énergiquement et finit par enlever avec difficulté ce membre tout d'une pièce sans ployer les articulations.

Quelquefois la plaie se recouvre d'une légère eschare. Si l'on enlève cette dernière, on remarque que les bords externes de la blessure sont blafards. Une inflammation périphérique se produit, qui s'étend à vue d'œil, et au bout de cinq à six jours la gangrène a envahi le poitrail, l'avant-bras. Un œdème épouvantable se produit sous le ventre, et la mort survient généralement du douzième au quinzième jour.

Toute application irritante, toute injection médicamenteuse dans la fistule, quelque procédé que ce soit enfin, autre que l'irrigation continue, est impuissant à amener la guérison.

Je ne citerai, comme preuve du fait que j'avance, qu'un seul cas : celui d'une jument blessée d'un coup de boutoir à la forge, dans la région externe du coude. La plaie était presque invisible; une simple éraflure de 1 centimètre de longueur intéressant la peau.

Le propriétaire avait fait travailler la jument pendant trois jours, puis une boiterie intense s'était déclarée. Je constatai, lors de ma première visite, un engorgement en galette entourant la blessure. J'eus beau sonder, pas la moindre trace de fistule. Je n'employais pas à l'époque l'hydrothérapie, ignorant encore tous les avantages de cette méthode. J'appliquai sur la surface malade une pommade composée en parties égales d'onguent vésicatoire et mercuriel, et sur la plaie un pansement de teinture d'iode, ayant d'ailleurs diagnostiqué une carie de l'aponévrose sous-cutanée. Rien n'y fit ; huit jours après, malgré mes soins réitérés, la jument périssait de gangrène.

Traitement. — Depuis cet insuccès, j'emploie toujours, dans les cas similaires, 1º une incision cruciale assez profonde de la piqûre et l'irrigation continue en nappe sur toute la surface malade. L'engorgement gangréneux disparaît lentement et la boiterie cesse souvent vers le troisième ou le quatrième jour. Avec ce procédé, la guérison est absolument certaine.

DE LA FÊLURE DU TIBIA CHEZ LE CHEVAL.

La fêlure du tibia est un accident assez commun encore dans les pays où l'on s'adonne à l'élevage du cheval. Elle est fréquente en hiver, lorsque les chevaux restent en stabulation permanente à cause des neiges.

Lorsque deux chevaux voisins se battent et qu'ils ne sont pas séparés, ce qui est à peu près la règle générale dans les campagnes, il arrive que huit fois au moins sur 10 les ruades portent à la face supérieure et interne du tibia, à 10 centimètres environ, sous la rotule.

Le tibia, dans cette région, est recouvert tout juste d'une peau fine, et l'on conçoit toute la gravité d'un choc violent sur cet os.

Si le choc est modéré, la douleur est faible, la boiterie quelquefois nulle. D'autrefois même, en cas de fêlure de l'os, l'animal marche sans boiter. J'ai cité, il y a quelques années, le cas d'une jument appartenant à M. C. de Fontenelle, qui avait travaillé sans boiter sérieusement pendant huit jours, et qui s'abattit subitement en tournant à la charrue, parce que le membre qui était fêlé à la suite d'un choc de cette nature s'était brisé. Je reconnus à l'autopsie une fracture en bec de flûte qui avait pour point de départ une légère plaie en demi-cercle provenant d'un coup de pied.

Ce fait est une exception. Dans la plupart des cas, lorsque le tibia est fêlé à la suite d'un choc violent, la douleur est forte et se traduit par des lancinations, des mouvements d'élévation saccadés du membre malade, et une fièvre considérable.

L'appui est momentané, intermittent. Un engorgement se produit au jarret et cet engorgement s'élève assez rapidement au niveau de la fêlure où il forme une saillie circulaire bien délimitée.

En raison des mouvements que fait l'animal, la fêlure est dérangée à tout instant; les abouts osseux sont irrités et deviennent le point de départ de l'engorgement qui ne tarde pas à revêtir la forme gangréneuse. La douleur éprouvée par l'animal va grandissant sans cesse, et le cheval semble éprouver une véritable satisfaction à contrarier la tendance naturelle de l'organisme, à amener la soudure des abouts osseux.

Dès que l'engorgement arrive au niveau de la vulve chez la jument, ou de l'anus chez le cheval, le cas est presque désespéré.

Traitement. — La première indication consiste à suspendre immédiatement l'animal pour éviter l'appui sur le membre malade.

2° *De creuser l'écurie* sous le niveau du pied correspondant, *d'enlever quelques pavés ou quelques briques et de remplacer les corps durs par de la paille*, de sorte que tout appui accidentel ou volontaire du membre ne puisse retentir sur le point malade.

3° D'entourer le membre affecté depuis le pied jusqu'à la rotule avec des étoupes recouvertes d'une bande de toile à laquelle on les fixe au moyen de quelques points de couture.

4° D'établir sur le tout une irrigation continue, qui devra durer huit jours au moins avant d'enlever l'appareil de suspension.

5° Repos absolu pendant quinze jours.

J'ai traité par ce procédé une dizaine de cas de fêlures du tibia, parfaitement bien établis, sans avoir éprouvé la perte d'un seul de mes sujets.

La gangrène étant le résultat d'une inflammation outrée des tissus, il est facile de comprendre que le froid produit par l'eau est l'arme par excellence. L'une des conditions essentielles de l'inflammation étant l'augmentation de température, il suffit de s'opposer pour l'irrigation continue au développement de cette condition *sine quâ non* pour que la gangrène soit évitée.

DES PLAIES ARTICULAIRES.

Le traumatisme d'une synoviale articulaire est presque toujours une cause de la mort chez le cheval.

J'ai maintes fois essayé l'irrigation continue dans le but d'arrêter l'écoulement synovial, mais je dois avouer franchement n'avoir jamais obtenu le moindre succès.

J'ajouterai même que l'irrigation continue est le dernier procédé à employer dans le cas d'arthrite traumatique.

J'ai traité sans succès, par l'hydrothérapie, l'artrhite traumatique du genou, celle du jarret, celle plus grave encore de l'articulation du grasset. Mes malades sont morts.

On tempère, il est vrai, la douleur, l'on s'oppose à l'inflammation, mais les sujets périssent épuisés.

Parmi les médicaments les plus utiles, ceux qui m'ont donné les meilleurs résultats, je citerai *le perchlorure de fer*. Ce médicament coagule la synovie de la même manière qu'il coagule le sang, et si la fièvre de réaction ne s'est pas produite encore avant le premier pansement, il y a de grandes chances de succès.

L'onguent égyptiac produit un bon effet aussi, mais son action n'est pas à comparer à celle du perchlorure de fer.

Il est toujours utile de se servir comme moyen secondaire, et lorsque le pansement de la plaie est solidement fait, de l'irrigation continue sous les régions qui l'entourent.

L'irrigation a pour seul but de modérer l'inflammation périphérique et d'éviter les accidents gangréneux.

Quant au traitement des plaies simples du genou chez le cheval couronné, et de toutes les plaies produites accidentellement au voisinage des articulations, le plus économique, le plus rapide dans ses résultats sera toujours l'irrigation continue.

CHAPITRE III.

DU TRAITEMENT HYDROTHÉRAPIQUE DES AFFECTIONS PARASITAIRES.

Partant de ce principe général, que tout parasite exige parmi les conditions essentielles de son existence, une température maxima-minima hors de laquelle il lui est impossible de vivre, l'idée m'était venue de détruire certains parasites animaux en provoquant sur les régions envahies, et au moyen d'un courant d'eau, un abaissement de température tel que les parasites n'y peuvent résister.

Cette idée, mise en pratique à titre purement expérimental, m'a donné des résultats vraiment intéressants.

Le traitement du tournis chez le mouton et le cheval ne manquera pas de susciter un tolle général dans le clan des théoriciens. Je m'attends à des dénégations violentes et à des doutes sur le principe du diagnostic des sujets que j'ai guéris.

Il me sera impossible de forcer les convictions, je ne l'ignore pas, mais il est toujours possible de contrôler les dires.

Et j'affirme que ma conviction est inébranlable à ce sujet : *On peut guérir souvent le tournis du mouton par l'irrigation continue appliquée sur le cerveau de l'animal.*

Voici la relation de mes expériences copiée exactement sur mes notes de l'époque. Je ne saurais trop en recommander la description détaillée, qui est ma seule garantie contre les doutes qui pourraient s'élever au sujet du diagnostic.

DU COENURE CHEZ LE CHEVAL.

J'ignore si le coenure a déjà été rencontré chez le cheval. Le cas doit toutefois en être très rare.

Il s'agit d'une pouliche de 18 *mois* sous poil noir franc, de la taille de 1 m. 52, appartenant à M. Collin, filateur à Aubenton (Aisne).

Cette pouliche sortait de pâturage quelques mois auparavant et n'avait jamais présenté les moindres symptômes de maladie.

Lorsque je fus appelé à lui donner mes soins, l'animal avait changé d'allure depuis environ dix jours. De gai qu'il était auparavant, il était devenu *graduellement* triste, sans cependant trop attirer l'attention du palefrenier qui lui donnait des soins. L'appétit s'était conservé intact.

Chose remarquable : La tête, au lieu de conserver sa direction normale, prenait journellement et insensiblement presque, une direction oblique de haut en bas et de droite à gauche.

Pas de trace d'ailleurs qui puisse faire interpréter ce dérangement par un choc sur le crâne.

Le sujet, livré à lui-même dans le pâturage, marchait toujours à gauche, sans cependant tourner en cercle.

Le pouls était vite, de force moyenne.

La pupille de l'œil gauche fortement dilatée, celle de l'œil droit normale.

Le facies général presque indifférent.

Diagnostic : J'avais eu l'occasion d'observer le coenure chez le mouton, chez le bœuf, et je trouvais une analogie de symptômes telle, que la première interprétation que me suscita mon esprit, fut l'existence d'un coenure chez mon malade. Sans d'ailleurs m'occuper de savoir si un ou plusieurs cas identiques avaient primitivement été cités en vétérinaire, mon opinion était fixée presque fatalement.

M. Brisset, vétérinaire militaire, qui habitait Roubaix à l'époque, fut prié de venir examiner l'animal. Après un examen très attentif et sans connaître l'opinion que j'avais formulée la veille, il diagnostiqua *un coenure*.

Un de mes confrères, voisin de clientèle, ayant examiné officieusement l'animal en pâture, le déclara *tournis et incurable*.

Les symptômes étaient d'ailleurs univoques et frappants ; ils ne pouvaient s'expliquer que par l'existence d'un organisme se développant dans le lobe droit du cerveau et déterminant la contracture des muscles du cou et de la face du côté opposé, la dilatation exagérée de la pupille de l'œil gauche et cette direction anormale de la tête.

L'aspect général du malade, qui ne semblait nullement être sous le coup d'une maladie inflammatoire des enveloppes du cerveau ; l'insensibilité absolue de la surface crânienne qui pouvait faire rejeter de prime abord l'idée d'une contusion ; l'âge du sujet, sa sortie récente de l'herbage ; ces considérants en bloc nous avaient laissé à tous le même sentiment.

Traitement : A ma première visite, j'avais pratiqué une saignée de 4 kilos dans le but d'amener une dépression générale.

M. Brisset, après avoir déclaré l'animal incurable, c'était mon avis du reste, avait conseillé à tout hasard l'application d'un vésicant sur le crâne. Ce n'était pas bien logique, mais on croyait devoir faire quelque chose. Quarante-huit heures après l'application du vésicatoire, le mal fit des progrès tels que le sujet semblait dans l'impossibilité de se mouvoir ; le renversement de la tête s'exagérait considérablement. L'œil gauche était devenu insensible. L'appétit avait disparu et le sujet était d'une faiblesse si grande qu'il semblait prêt à tomber.

Je traduisis ces phénomènes par l'œdème profond que produit toute application vésicante et par la pression qui s'exagérait sur le lobe cérébral malade.

Je fis laver immédiatement la surface au savon gras et j'appliquai, à titre d'essai, une irrigation franche à l'eau froide, sur toute la région cervicale.

Le sujet étant condamné comme incurable, j'ordonnai de continuer l'irrigation à tout hasard jusqu'à ce que mort s'en suive ou un changement quelconque.

On monta une pièce d'eau au grenier, et un tube de caoutchouc, mis en communication avec ce tonneau, fut fixé par son autre extrémité entre les deux oreilles du malade, de telle sorte que l'eau s'étendait en nappe sur toute la surface crânienne. Pendant les premières heures, l'animal se défendit vigoureusement, puis il se calma. Deux jours après, une modification générale très appréciable se produisait ; l'encolure devenait plus droite et la tête tendait à reprendre insensiblement sa position normale. La pupille, qui était extrêmement distendue, diminuait visiblement de surface ; l'œil devenait sensible.

L'appétit revenait et la jument mangeait de l'avoine et de l'herbe.

Je priai M. Collin de veiller à ce que l'irrigation ne fût pas interrompue un instant.

Après quinze jours d'irrigations, la pouliche était totalement guérie et se défendait si vigoureusement qu'on dût retirer le tube devenu inutile.

La convalescence dura quatre ou cinq semaines et la pouliche est aujourd'hui une superbe jument.

DU COENURE CHEZ LE MOUTON.

Le résultat inattendu que m'avait donné l'irrigation continue appliquée au traitement du coenure chez le cheval, m'engagea à tenter la même expérience sur des moutons antenais atteints de tournis.

J'ai obtenu successivement deux succès sur des cas de tournis latéral et trois insuccès. Le développement du coenure est souvent rapide chez les moutons. La puissance de calorification de ce dernier est relativement moindre que chez le cheval. Aussi, lorsqu'on traite un animal rapidement débilité, ou chez lequel le coenure a déjà produit une perturbation générale des systèmes nerveux et circulatoires, les chances de succès sont beaucoup moindres.

Les tournis, au début, guérissent en peu de temps, trois à six jours. Si la maladie est avancée, l'animal périt de froid.

Les deux sujets que j'ai guéris de cette affection étaient enfermés dans une caisse juste assez grande pour pouvoir les contenir. La tête seule faisait saillie à l'extérieur; elle était munie d'une muselière destinée à recevoir le tube de caoutchouc.

De même que le cheval, le mouton fait des efforts considérables pour se dégager au début de l'irrigation, puis il tremble et devient calme.

Il est indispensable de lui passer fréquemment un fer à repasser bien chaud sur le dos et les côtes pour éviter l'abaissement général de la température.

L'animal ne produit pas, en effet, une quantité de calorique en rapport avec le refroidissement auquel on le soumet. Il est indispensable d'entretenir chez lui une température factice.

A un moment donné, la tension du cou contre la paroi

correspondante de la boîte disparaît, l'animal mange et rumine.

Les deux sujets que j'ai guéris du tournis furent tués gras l'année suivante.

Je me propose de continuer tôt ou tard ces expériences qui demandent malheureusement beaucoup de temps et de soins continuels, toutes choses que *la tette pour la vie* ne nous permet pas d'employer souvent.

DU TRAITEMENT DE LA GALE PAR L'IRRIGATION CONTINUE

Le traitement des différentes formes de la gale par l'hydrothérapie n'est pas chose nouvelle en médecine.

L'histoire des Hébreux nous apprend que primitivement, le seul traitement appliqué à la gale, comme à la lèpre, consistait dans les grands bains et les affusions fréquentes d'eau froide sur les parties du corps qui présentaient des exanthèmes caractéristiques.

Plus tard, les hydropathes mirent à profit cet enseignement des temps passés, et guérirent les maladies de peau en général, par l'enveloppement humide, les sueurs et les bains froids.

Les gales les plus invétérées ne résistent pas à l'enveloppement humide.

Hahn, du reste, employait déjà le procédé de l'enveloppement, dans des draps humides, et en obtenait de brillants succès. Mais il procédait avec méthode, et graduellement, ayant reconnu que la guérison trop prompte des affections anciennes et invétérées est presque fatalement suivie d'une répercution sur tout l'organisme.

La suppression brusque de ce vaste séton, *la gale*, se traduit souvent par des paralysies mortelles.

J'ai d'ailleurs été témoin de la justesse de cette observation, en guérissant de la phtiriase généralisée une vache de six ans, qui tomba en paralysie dans la huitaine et mourut.

Cet animal, au moment où je le traitai, était couvert de myriades de poux, que je fis disparaître en quarante-huit heures, par deux lavages au savon gras. Il sembla parfaitement bien portant pendant quelques jours et mourut néanmoins de paralysie le huitième jour, alors qu'il avait vécu des années en servant la pâture à tout un monde de parasites.

Traitement. — J'ai essayé plusieurs fois d'appliquer l'irrigation continue dans le traitement de la gale symbiotique chez le cheval. Les cas les plus rebelles, ceux qui résistent aux antipsoriques les plus violents, disparaissent comme par enchantement, sous l'influence de l'irrigation continue. Le froid tue l'acare. Je me sers à cet effet d'un tube de caoutchouc qui entoure les boulets ou les canons et qui déverse par de petits trous disposés à cet effet, l'eau en nappe sur le boulet et la couronne du pied.

Je choisis d'ordinaire la saison d'hiver pendant laquelle les galeux sont condamnés à la stabulation permanente. Les boulets se dégorgent au bout de deux jours, et il suffit de quatre jours d'hydrothérapie pour avoir raison de la maladie.

Je traite actuellement, par l'enveloppement humide, une gale d'encolure et des épaules, qui a résisté jusqu'à ce jour à des doses formidables de sulfure de potasse. J'ai la conviction, la maladie étant en voie de résolution, qu'avant peu de jours, le sujet sera guéri.

Paris. — A. PARENT, imp. de la Fac. de médec., A. DAVY, successeur, 52, rue Madame et rue M.-le-Prince, 14.

BIBLIOTHÈQUE NATIONALE DE FRANCE
3 7531 05084250 0

www.ingramcontent.com/pod-product-compliance
Ingram Content Group UK Ltd.
Pitfield, Milton Keynes, MK11 3LW, UK
UKHW022040170726
13837UKWH00002B/703